為何你的孩子總是睡不飽？

睏世代

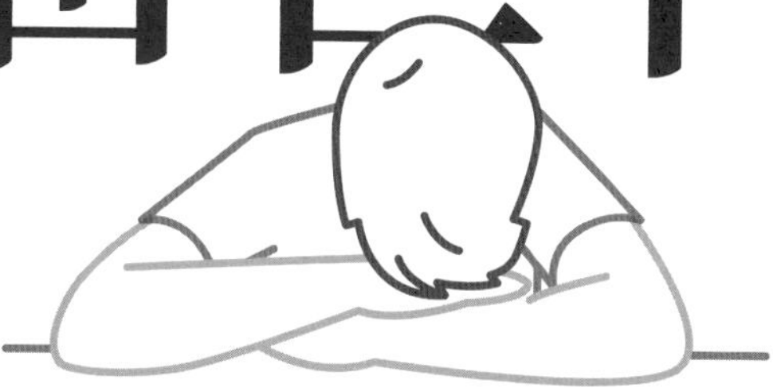

GENERATION SLEEPLESS

Why Tweens and Teens Aren't Sleeping Enough and How We Can Help Them

Heather Turgeon, MFT & Julie Wright, MFT

海勒・特吉恩 & 茱莉・萊特

——著——

鄭煥昇 譯

目次

前言

丹尼爾・J・席格醫師

能讀到這些字，就代表你是醒著的。而人既然醒著，就代表你頭蓋骨裡的腦子在忙著累積各種電化學能在神經系統中流動所產生的副產品。神經系統是一個龐大而交纏的網絡群集，其功能是幫助我們集中注意力、察覺環境、記得事情，讓我們得以感受、思考，表現出各種行為。如果腦子裡累積了一整天的殘餘化學物質沒辦法被清理跟排除，你可以想像一下那會有什麼後果。那會是怎樣一種亂七八糟的場面！那就像是你在家開了一場派對，你像個盡職的主人一樣不斷遞點心倒飲料，但最終你卻無法把狂歡後的杯盤狼藉給清掉。

現在再想像一下你頂著的那顆腦袋屬於青少年。在這腦部重新獲得塑造的關鍵時期，無用的神經連結會遭到裁剪，然後有用的連結會經由「髓鞘」這種強大神經外殼的鋪設而獲得強化，由此神經活動的速度與協調性都將有所提升。這種神經連結的去蕪存菁跟髓鞘的成形，共同構成了重要的腦部重建過程，你可以將之想成是人腦的繁忙成長期，而這成長期除了在一字頭的青春年少發生，也會持續深入到我們二字頭的人生。

要讓大腦能夠正常地運作並成長，神經活動的副產品就必須要定期獲得清理。至於怎麼個清理法呢？很簡單，就是趁睡著的時候。兼具品質與長度的睡眠可以讓擔任後勤「清潔隊」的神經膠質細胞完成它們神聖的掃毒工作，進而讓青少年得以不受阻礙且高效地做到專心、記憶、思考、決定，乃至於調節自身情緒跟與旁人建立互動關係。睡眠對青少年的另外一項重要性，在於促進食物的新陳代謝，而新陳代謝好，過度進食、肥胖與患上糖尿病等疾病的風險都會降低。如果這些理由還不足以讓你想馬上跳上床睡點覺，那請聽清楚，良好且夠長的睡眠還能減少人體內會致命的系統性發炎。

海勒・特吉翁與茱莉・萊特以「睡眠訓練師」的身分創造出了這本兼具科學依據與實用祕訣的指南，讓我們可以按圖索驥地去了解睡眠，並為我們家中的青少年（還有小朋友跟我們自己）打造出更充實且健康的生活。她們的作品不僅具備創意與說服力，而且還是一場及時雨——在這個愈來愈難把心理健康保持好的節骨眼上，這本書來得正是時候。身為現代人，即便不考慮新冠病毒造成的疫情，光是活在我們如今身處的烏卡（VUCA）世界裡——VUCA分別代表當代文化生活裡各種不穩定、不確定，或充滿複雜性與模糊性的瞬間——我們都得面對社交斷裂與波動、情緒壓力與焦慮，乃至於內在的失落與迷惘等心路歷程，而這種種問題都讓「把覺睡好」變成當務之急中的當務之急。雪上加霜的是由數位化跟電子裝置推動的社群媒體生活會將我們腦中的社交區域引入滿足感與參與感都不足的感覺中，讓我們高度仰賴視覺的大腦在夜裡被點亮強烈的光線，也讓大腦白費了它原本已經做好的入睡準備。總而言之，這就是一張災難的處方箋。

《睏世代》的內容既適用於處於腦部成長與重塑關鍵期的青少年，也適用我們這些照顧著青少年的大人，因為我們需要靠心力去維持自身的韌性與協作能力。對為數眾多睡眠的質與量都不及格的青少年而言，沒睡好的結果是身心健康會打折扣。一旦因為沒睡好而無法讓心靈運作保持在最佳狀態，我們會難以保持思考的明晰與專注，會沒辦法深思我們想解決的問題或做成我們必須下的決定，也會記不住我們在學校或在家裡得知的重要資訊。我們的人際關係也會遭受打擊，因為沒睡好會讓我們的情緒進入「威嚇模式」，我們會更容易失控，會因此摧毀我們的人際連結。對把社交看得比什麼都重的青少年而言，人際關係可能跟命一樣重要，所以人際關係上的摩擦將導致更嚴重的孤立跟失落，由此他們的睡眠品質會進一步受到在社交上失利的壓力斲傷，一個惡性循環就此成形。

我們大無畏的睡眠訓練師就此登場。憑藉其溫暖的同理心與創意，特吉翁與萊特與我們約在我們受困的地方，她們一清二楚當代青少年與家長面對的困境，並相應提出了務實的策略跟方便取得的工具，好讓我們可以享受到一夜好眠的各種益處。你會在這本強大的書中得知失眠的科學原理，睡好的好處，學校與青少年的各種支援實體可以如何去成為「對睡眠友善」的一群，乃至於有哪些技巧可以有助人改變生活習慣，讓居家成為一個更「宜眠」的環境。想像一下對於我們為人父母者而言，能學會睡眠的基本功並藉此去天翻地覆地改變家中青少年的生活，讓他們從現在到將來的幾十年間都獲益匪淺，是多麼賺的一件事情。沒錯，能藉由睡眠去釋放創意，也讓記憶獲得更好的整合，那簡直就是美夢成真。選擇，就擺在你的面前。你願意把青少年孩子的睡眠放到第一位，就像你把他們的安全與健康放在第一位一樣嗎？把可能性化為現實的課程，都已經在這本奇書中一應俱全。請想想這個決定可以如何促進你的家庭美滿，而在決定之前，你也可以先單純好好睡一覺，享受一下將身邊所有人的睡眠放在第一位能帶來的美好果實！

第1部

完美風暴

第一章

睡眠大蕭條

如果我跟你說只要養成一個很簡單的日常習慣，就可以讓你家中青少年的心理變成原本的三倍健康，就能讓他們成績變好而且更愛上學，讓他們變身成更好的運動員，就能大幅降低他們的壓力與焦慮，讓他們出車禍的風險下降五成，另外也使他們更不容易讓第二型糖尿病、肥胖與癌症等慢性病上身，你意下如何？要是我再跟你說這麼做不花你一塊錢，而且完全天然呢？正所謂有百利而無一害——你家青少年的整體生活都只會變好而不會變壞。

當然，你得今天就開始。

說出來大家都會納悶，那就是我們明明有這強大的萬靈丹在手邊可以用，但我們卻系統性地天天對其視而不見。沒錯，你猜到了。這枚萬靈丹就是宛若我們的生命加油站的睡眠——而我們的青少年孩子們正歷經著人類歷史上空前的睡眠剝奪。自有人類以來，要說有哪個族群是睡不飽的第一名，現代青少年絕對當之無愧：相對於小學生基本上都能在大部分的夜晚把該睡的覺睡飽，這個能睡飽的比率會在孩子升上中學後降至大約三成，甚至於到了中學的最後一年，他們能在上學日睡飽的比率會只剩下寥寥的百分之五。而且這些數據都還沒有落底。在二〇一五年，嚴重睡眠不足的青少年比一九九一年增加了百分之五十八。近期一項研究觀察了六萬名美國中學生，測量了他們在睡眠、螢幕裝置使用、運動等三個面向上達成健康標準的程度，結果合格的女生只有百分之三，男生的合格率也只有百分之七。

身為治療師與睡眠研究者，我們看著青少年睡眠量的一路遞減而心驚膽戰。一個（我們稍後會再細究的）「完美風暴」挾著生理上的變遷、課業上的壓力、過早的上課時間、還有少睡一點不會怎麼樣的誤解，正肆虐著青少年的睡眠。雖然這個風暴已經醞釀了幾十年，但近年來的科技爆炸更是將之帶到了強颱等級。智慧型手機愈來愈讓人「愛不釋手」，新科技也愈來愈懂得如何讓青少年欲罷不能（確實從智慧型手機真正普及起來的二〇一一年起，青少年睡眠便顯著為之一挫）。在此同時，學生的課業負擔有增無減，沒多久前還在操場上玩捉迷藏的小朋友，一轉身就得開始準備申請大學。四面八方都在侵蝕青少年的睡眠，這狀況前所未見。

更糟糕的是，青少年正是人一生當中最需要睡得好的時期——而且其嚴重性恐怕並未真正進入大部分人的視野。嬰幼兒睡眠的專書在我們的床頭櫃上堆得像摩天樓，因為沒有人會懷疑寶寶「一眠大一寸」。但很多人有所不知的是青少年的腦部也歷經著重要性不下於襁褓期的成長（甚至於青春年少的成長更可能影響人的一生）。青少年期是一個能讓人看得瞠目結舌的關

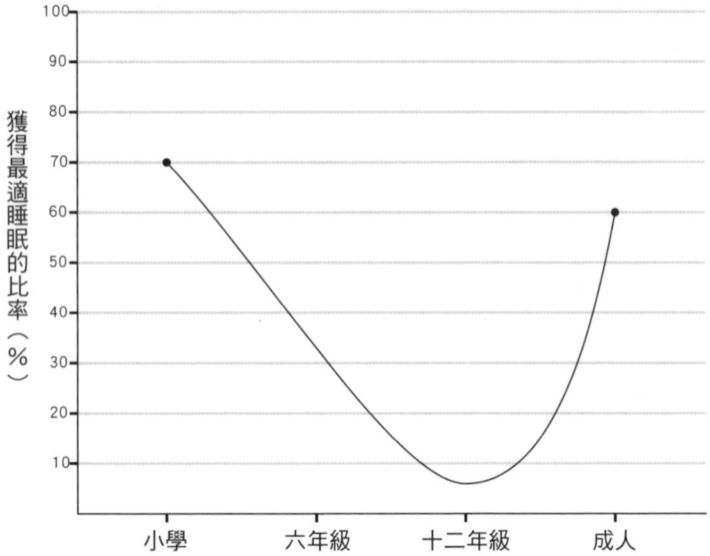

睡眠在青少年時期直線下降

鍵發展期，此間的大腦會歷經重大的重組與成長，而這些重組與成長大都在睡眠中發生。睡眠不足會提高心理衛生出問題的風險，在神經化學層面上徒增青少年的壓力，讓青少年運動員更易於意外受傷，也會造成腦部記憶無法正常存儲，而記憶問題又會讓學習短路，讓成績退步。睡眠不足，其對身心健康造成的連鎖反應是指數級別的大。

即便有心捍衛孩子的睡眠，做父母的我們也常常覺得施展不開。沒錯，我們基本上都知道孩子應該時候到了就去睡覺，但我們也對此充滿了挫折感與無力感，畢竟真正限制住孩子睡眠的因素——萬惡的科技、學業的重擔，還有某些案例中早得嚇人的上課時間——都似乎不在我們的控制範圍內。我們可以做些什麼呢？（有沒有人要報名跟我去闖科技公司的總部，把他們那些有成癮性的平台跟遊戲演算法改掉？還是我們能奇蹟般地連署出一宗法案，讓全世界的國高中都至少八點半以後才上第一堂課？）好，不開玩笑——對家長、青少年自身，還有關心青少年身心的每一個人，有什麼是我們能做的呢？

答案就在這本書中。在即將展開的章節中，我們會幫助你重拾幾十年科研已證明了是良好睡眠對於身心的益處。我們會陪著你去探索青少年大腦的神奇之處、健康睡眠的驚人力量，還有造成青少年無法一覺到天明的各種路障。我們會把相關知識翻譯成可以供家長與青少年乃至於校方、政界跟科技業——立刻付諸實行的步驟，讓青少年的睡眠與健康跟福祉都能徹底翻轉。我們甚至準備了一張「小抄」給你家的青少年看，好讓他們能切身感覺到有動機去養成這些並不困難的好習慣。同時在這樣的過程中，額外的收穫是你會發現自己愈睡愈好——進而在醒著的時候更健康、更開心，也更有耐性（該怎麼說呢？任何時候開始睡得好，都不嫌晚）。

青少年睡眠不足：嚴重在哪？

睡眠能夠把生氣注入青少年的大腦——睡眠會釋放血清素與多巴胺等神經傳導物質，並藉此讓青少年獲致正向情緒、意義、新意、熱情與銳利的專注力。睡眠能衡高賀爾蒙濃度，讓人的肌肉獲得強化與修復。睡眠可以補強免疫系統、減少發炎、降低慢性病的風險。如果你覺得我好像有點滔滔不絕，那是因為睡眠的好處就是多到說不完。沒有哪種藥物、營養品，或是生活作息可以像好好睡一覺一樣，CP值這麼高。

而不意外的，青少年睡眠不足有著既嚴重又廣泛的後果。睡眠不足會導致腦部與身體的磨耗，而這些磨耗表現出來，就是我們在今日青少年身上看到的種種心理衛生問題。皮尤研究中心的資料顯示每十個青少年裡就有七個表示焦慮與憂鬱是他們社群中的嚴重問題，而表示短期內有過憂鬱體驗的青少年人數也在二〇〇七到二〇一七年間成長了百分之五十九。比率愈來愈高的美國年輕人說他們會感覺悲傷或無助，而很令人難過的是，青少年自殺率在二〇〇七到二〇一八年間增加了近六成。至於睡眠在同一個時期不斷減少，則並不是個巧合。如我們會在下一章談到，睡眠不足會帶動壓力值升高，讓大腦的情緒調節路徑減少，並讓大腦的負面情緒中心獲得增強。缺乏睡眠的大腦會用負面的有色眼鏡看事情，讓情緒朝著悲傷、挫敗、憤怒、絕望的方向扭曲。一項針對芝加哥中學生的研究發現，沒睡飽的人會有兩低一高：自尊低、學業成績低、憂鬱程度高。有人分析發現，每晚只睡六到七小時的青少年比起睡滿八小時的同齡者，前者產生自我傷害念頭的比率要高出百分之十七，只睡五小時的更會高出百分之八十。睡眠與心理健康之間有著直接且不容否認的關聯。孩子的心理健康在每個家長的心中都是最令他們掛念的事情——既然如此，他們也應該好好關心一下孩子的睡眠情形。

睡眠不足會壓抑大腦前額的活動——那裡正是我們判斷事情、決定事情與自我調節的大本營——所以缺乏睡眠會讓青少年暴露在發生意外跟決策失準的高風險裡。這點我們在第二章會解釋，對青少年格外危險，主要是人腦會在青少年那幾年中歷經獨特的改變。車禍、受傷，還有種種讓爸媽徹夜難眠的且會危及生命的可怕事件，都會因為睡眠不足而變得更加嚴重。物質濫用往往會隨著睡眠時間的下降而上升。事實上美國疾病管制暨預防中心（CDC）的資料顯示，睡眠不足會連結到抽菸、酗酒、性濫交、不運動——外加萌生強烈自殺念頭——等高風險行為。某研究顯示，每少睡一小時，涉及香菸、酒精或大麻的風險就會升高百分之二十三，自殺嘗試則會增加百分之五十八。車禍是美國青少年的首要死因；青少年駕駛肇事致死的機率是成年人的三倍多，而與疲勞駕駛相關的車禍中有半數的駕駛年齡落在十六與二十歲之間（此一比例遠高於這年齡層占整體駕駛人的比重）。近十分之一的高四（美國高中是從九到十二年級，共四年）學生說他們曾開車開到睡著，而學者的反覆評估也指向睡眠不足的影響與酒駕相當。睡眠學者溫蒂・褚克賽爾（Wendy Troxel）點出了所有知情的父母都絕不會放任青少年酒駕，但他們卻會在不了解嚴重性的狀況下把車鑰匙交給沒睡飽的孩子。

三更半夜在筆電前熬夜的高中生犧牲了數小時的睡眠，為的是跟上課業的進度，但在損失睡眠的狀況下去強記東西，往往效果很差，所以就結論而言是得不償失。我們需要靠睡眠去完成資訊的編碼，也需要睡眠去將短期記憶轉化為長期記憶。少了健康的睡眠，大腦中負責記憶編碼的海馬迴會從根本上無法正常運作，所以東西根本讀不進腦子裡。這時的大腦就像篩子一樣，接不住進來的東西。反之睡眠可以增進人的專注力，所以睡得好的孩子吸收力強，也更能認真享受學習的過程（學得開心，記得也容易）。健康的睡眠會增進腦內的連結，抑制衝動與過動的行為——換句話說，你把被認為行為有問題的孩子送到校長辦公室，還不如讓他晚上好好睡一覺。

睡眠是你保持健康的祕密武器

睡眠不光是休息。睡眠還是一種健康效益極廣的重要活動。比方說，睡眠可以促進健康的新陳代謝、飲食行為，還有體重控制——由此成年之後也不易復胖。睡眠可以調節我們體內的化學機制，而化學機制正常，我們日後就較不易罹患糖尿病與心臟疾病等慢性病。罹癌的風險也可能受到良好睡眠的牽制。學者將腫瘤細胞注入兩組白老鼠體內：一組睡眠正常，另一組則反覆被吵醒而不得安眠。結果睡眠不順暢的老鼠對比可以好好睡覺的老鼠，前者的腫瘤長成了後者的兩倍大。近期有科學家發現，睡眠會影響腦中一種叫做膠狀淋巴系統的東西，其主要作用是掃除人體內累積的毒素。睡得好，膠狀淋巴系統就能把人體清道夫的要角扮演好。

睡眠也對免疫系統至關重要。在實驗室裡，學者把流感疫苗分別注入嚴重睡眠不足跟睡眠充足的兩組學生，結果前者產生的抗體數只有後者的一半。

不少在週間睡眠不足的青少年會表現出與睡眠剝奪研究中睡眠嚴重過少者相似的行為——在課堂上打瞌睡、用負面眼光看世界、忘東忘西、笨手笨腳、走起路來迷迷糊糊如入五里霧中。更多青少年的狀況是長期損失（每晚三十到六十分鐘）的睡眠，而這種睡眠長度不夠的效應會隨著時間累積。而不論是重度或輕度的睡眠不足，其影響都是非常顯著的。睡太少或睡的時間不對（很多青少年的生理時鐘跟學校作息並不一致）會觸動連鎖反應般的化學反應，結果包括但不限於神經系統受影響、壓力賀爾蒙濃度上升、血壓升高、增加發炎反應、飲食趨於不健康，同時含睪固酮在內的重要生長激素也會減少。

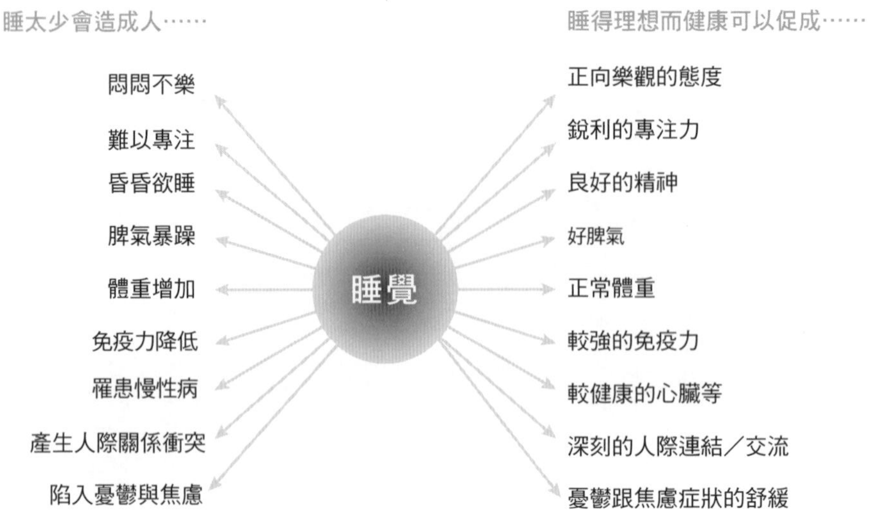

青少年需要睡多久？實際睡多久？

你認為青少年需要多少睡眠？

A. 六到七小時

B. 七到八小時

C. 九到十小時

雖然已經很清楚我們前面所討論的，大部分人仍選了B，但其實正解是C，而他們之所以選B，是因為每天睡九到十小時感覺像小朋友做的事情。然而有件事說出來你可能會嚇一跳：你的青少年孩子可能跟在小學階段一樣需要睡眠。這項事實牴觸了廣為流傳的一種睡眠迷思，那就是小孩愈大愈不用睡太多。但這種想法真的就是個迷思。從十歲到十八歲，孩子的睡眠需求基本都維持在高檔，甚至很多人的睡眠需求會居高不下到成年之後。青少年每晚平均會睡九點二五個小時，只要你給他們這個機會（這個發現讓科學家們也嚇了一跳，詳見第三章），甚至在某些個案中，青少年的睡眠需求會更甚於他們的弟弟妹妹。＊許多人跟我們說，「我家的青少年一天到晚睡！」但他們這話真正的意思是當有機會時，比方說週末或放假，他們家中的青少年就會睡得特別久。那其實是身體在還平日累積的睡眠債。

我們之所以會低估孩子睡眠的需求，是因為我們把青少年當成半個大人。從大腦發展的角度觀之，他們並不是準大人。事實上，青少年才剛開始新一波的腦部重組跟心理熟成，且此過程極有可能延續至他們二十來歲，而睡眠正是這一轉型建設在如火如荼進行的時候。趁著青少年在睡眠中，神經路徑會獲得雕琢跟強化，情緒會獲得加工，習得的資訊與記憶會完成編碼，肌肉會進行修補與成長，人體內林林總總的系統會做完它們的重要功課。青少年之所以對睡眠有迫切的需求，就是因著這些改變的重大規模。

但就在這樣的背景下，美國一般的十二年級生睡不到九到十小時。在隔天要上學的日子裡，他們每晚平均只能睡到六點五個小時，而且趨勢十分暗淡。許多孩子在十歲時還能早早去

＊ 對許多青少年而言，八到八點五小時的睡眠叫作「足夠」，九到十小時的睡眠叫作「理想」。一如所有不同的年齡，青少年的睡眠需求也因人而異。

睡，但他們的一夜好眠到了國中就開始崩塌，高中念到一半，他們就會欠下一屁股睡眠債。有估計顯示，孩子從六到十二年級間每晚短少約九十分鐘的睡眠——但他們在同期間的睡眠需求並沒有下降。在該睡未睡如此頻繁的狀況下，大腦與身體都會十分疲憊。在週間，多數高中生都被迫要不自然地早起，並因此積累大量的「睡眠債」——你可以將之想成日積月累錯過且永遠難以真正補回的睡眠時間。這一點即便對每天睡七到八小時的青少年而言也同樣成立。在週末與假日，孩子們會拚了命地補眠，結果就是把腦部的生理時鐘計時員逼入一種雙輸的困境，造成所謂的「社會性時差」。社會性時差指的是腦部時鐘與外在世界的不一致。不久前有個九年級生跟我們說過她在上學日會早上六點起床，但不用上學時會一路睡到十點半——這是一種常見於青少年的窘況，基本上就是他們一面還睡眠債，一面把大腦給弄糊塗了。如我們之後會詳述，腦部睡眠時鐘的改變會使得這種社會性時差的現象在青少年期特別嚴重，而青少年的身心得為此付出巨大的代價。如果不計卡車司機跟夜班勞工，那社會性時差最大的苦主絕對非青少年莫屬。

睡眠之前，人人不平等

有色人種家庭的兒童跟低開發社區的居民是睡眠不足與睡眠失調的高危險群。睡眠不平等在美國是一個非常普遍的問題。有項針對國高中生進行的研究發現，非白人的孩子比起同齡的白人孩子，前者更可能苦於睡眠匱乏，而低所得家庭的孩子也陷於類似的困境。在針對美國高中學子進行的大型抽樣中，超過五分之一的黑人學生表示他們每晚頂多睡五個小時。來自加拿大、美國、澳洲與挪威的研究顯示，低時長與低品質的睡眠在社經資源較匱乏的社區中更為常見。在美國，這種睡眠健康上的貧富落差並不僅見於孩子身上，而是成年人也難以倖免，而這一點或許也能用來解釋睡眠以外的種族健康差異，須知睡眠不足會造成心血管等一干疾病的好發。公衛學者與執業人員都認為這是一個機會，主要是我們可以用強化社區睡眠品質的角度切入，進而去弭平不同族群間的健康落差。

事實上，這類睡眠缺失有可能部分源自於歧視造成的壓力，這一點我們會在下一章介紹到的近期研究中有所著墨。再者，系統性種族歧視對社區環境、物理活動設施造成的影響，對工作時程與育幼造成的限制，乃至於對有色人種施加的全面性壓力，都會對相關家戶的睡眠品質造成不一而足的衝擊。進入第五章，我們會一起來看看僅有大眾運輸可恃的孩子是如何因為得長時間通學而必須勉強自己起早。

好消息是這些研究的進行意味著各種政策與措施正在設法為弱勢社區提升醫療、舒緩經濟壓力，並投入資源去改善社區的物理環境，而這些努力都可望改善居民的睡眠品質，進而讓他們在其他方面也健康起來。

放眼全球，青少年普遍有著程度不一而足的睡眠匱乏。《韓國小兒科期刊》發現韓國高中生整體而言每晚睡五點七個小時，而且白天打瞌睡是普遍的情形。另外一項針對韓國學子進行的研究發現，當地的五年級生可在上學日睡到平均八小時，但這數字卻會在他們升至十年級時降至每晚六小時，十一年級時降至五點六小時，高中最後一年更降至駭人的四點九小時。在韓國，自殺很遺憾的是青少年排名第一的死因。在日本，九成青少年睡眠不足。德國青少年景況稍好，上學日晚上可以睡到七點八小時。澳洲青少年算是幸運兒，他們每晚可睡大約九小時，瑞士與挪威的青少年平均睡超過八小時，包括上學日。資料顯示比利時青少年在上學日晚上可睡到九小時以上，週末更可達到十個半小時上下。

事實上考量到青少年睡眠令人憂心忡忡的下降態勢，美國疾病管制暨預防中心——除了在世界範圍內降低用藥過量死亡與增加安全飲用水供應等崇高的目標以外——已將「提升九到十二年級生獲得睡眠充足之人數比例」列為全球性的健康發展優先目標。

解開青少年睡眠匱乏的謎團：團隊報告

今日的青少年睡眠匱乏會如此嚴重，何以致之？我們要先能回答這個問題，才能進一步去幫助他們找回健康的睡眠。集心理治療師、睡眠研究者與人母身分於一身的我們眼見這個完美風暴——或按現代氣象學用語該說是「完美颶風」——的種種因子正在匯集成青少年睡眠匱乏的危機，至於是哪些因子請容我們娓娓道來：

我們沒有把點連成線。在思考青少年睡眠匱乏的嚴重後果時，一項很令人驚訝的發現是，我們作為社會一分子，竟然不曾為此去做點什麼。但這也說明了睡眠不足的「隱身」特點：我們看不見它。我們看得到焦慮，看得到憂鬱，看得到過動，看得到漠然，看得到孩子在學校的表現低下，也看得到有人用毒。而雖然這種種問題「點」的背後都可能有睡眠不足的影子，但我們卻不曾想到要把點連成線。在作為治療師的執業過程中，我們向來感到不解的是，家長或青少年都鮮少把矛頭直接對準睡眠不足，也很少將之認定為一個問題。他們會抱怨自身的焦躁、傷痛、在學校的人際關係，他們會抱怨自己無法專心，抱怨憂鬱，抱怨自己欠缺努力的動機（這一樣樣都是睡眠匱乏的徵象），但他們就是不抱怨睡眠本身。要是有誰表示乾淨的飲用水跟營養的食物不重要，那他肯定會被笑掉大牙並且慢走不送。但睡眠的重要性明明不輸飲水跟營養啊——我們不吃不喝跟不睡都是會死的。針對其他哺乳類進行的研究發現，牠們會因為沒得睡而死，而且速度跟沒得吃一樣快。

睡眠是競技運動上的一項優勢

史丹福大學的學者測試了良好睡眠對大學籃球運動員的效應。受試的運動員被安排了每晚睡十小時的作息，結果他們的罰球命中率跟三分球命中率都進步了近一成（任何懂籃球的人都會知道這對勝敗有多大的影響力），同時他們的衝刺成績跟反應速度也都有所提升。他們表示，不論在練習或比賽中，自己的整體身心安適都勝過以往。網球校隊選手的發球準度也在每晚睡滿九小時後有了顯著的進步。美國職籃NBA的現役傳奇球星「詹皇」雷霸龍．詹姆斯曾多次描述過睡眠對他的重要性，包括他將自己能快速恢復體力跟成功預防受傷都歸功於規律的睡眠。他笑說自己的訓練員每天都會問上一句：「你昨晚睡了多久？有睡到八至九小時嗎？」

爸爸友或媽媽友湊在一起，我們會聊起自家孩子的巡迴球隊戰績如何，或是他們的音樂劇排演得如何，但除非是寶寶還沒從襁褓中畢業的家長，否則你何曾聽過爸媽們相互問道：「嘿，你們家弟弟／妹妹睡得好嗎？」

學校老師也同樣渾然不覺於青少年睡眠問題的嚴重性，結果就是睡眠問題被擠到了老師關心問題排序的壓箱底。青少年的健康睡眠，並沒有得到學校作息、校園環境與教育政策的奧援。比方說學校的時刻表並未對應青少年自然的生理節奏，而這造成的結果就是睡眠時間縮短、社會性時差，乃至於為數眾多不利於身心的負面效應。功課太多在許多高中都是一個顯著的問題，而這也直接導致了青少年得為了趕工而熬夜（但這就長期而言，反而不利於他們記住他們希望記住的資訊）。

> 雖然近一成的十二年級生說他們曾在方向盤後睡著，但也有將近三分之一的人說他們的駕訓班課程沒有一個字提到疲勞駕駛的危險（但誰知道呢，搞不好教練有講，是他們睡著了沒聽到）。

我們的睡眠監測器沒在運作。這又帶我們領悟到另外一項事實：說起測量我們家中成員的睡眠不足程度跟其所造成的影響，我們往往錯得離譜。澳洲一項研究發現，大部分青少年都起碼有一樣臨床睡眠問題的症狀，但僅有百分之十四的家長認清他們的青少年孩子身上有睡眠問題。一項美國國家睡眠基金會的研究針對青少年與睡眠進行調查，結果發現十分之九的家長都認為他們的青少年孩子起碼每週有睡飽幾晚，但這對絕大多數的孩子都不是事實。事實上青少年對於睡眠問題的認知，要遠勝過他們的爸媽：過半的青少年說他們沒有睡飽且白天很睏。一項調查發現，僅三成五的家長認為他們十五到十八歲孩子需要九小時起跳的睡眠。我們不少案主都說他們覺得九小時睡眠對青少年而言是奢侈品，而不是身心安適與發展的必需品。

青少年睡眠匱乏的跡象

- 每星期不只一天的上學日爬不起床。
- 週末或放假會多睡兩個小時以上。
- 唸書唸到睡著、看電影看到一半睡著、在其他被動性娛樂的過程中睡著。
- 晨間一有空檔就能睡著（比方說搭車時或聽課時）。
- 表現出委靡、憂鬱或煩躁。
- 對課業失去興趣，一臉百無聊賴或漫無目標的模樣。
- 攝取含咖啡因的飲品或吸（含尼古丁的）電子菸。
- 沒有放鬆或休息的時間，責任過多，行程過滿。
- 傍晚或晚間會小睡。

作為社會一分子，我們已經接受了睡不飽是長大成人過程中必然的一部分。不論是青少年早上掙扎著起床，或是有很多人天還沒亮就出門上學，我們都不覺得有什麼不正常。這個社會看待青少年，總覺得他們就是憂鬱、懶惰、叛逆，或欠缺判斷力——而這些症狀說巧不巧，都是睡眠不足典型的徵象。我們總是納悶自己可以如何幫助他們，卻從沒想到過睡眠就是可以為他們的身心安適奠定堅實基礎的支柱。

青少年的生理時鐘在往後挪。你知道青少年有與眾不同的生理時鐘在控制他們的睡眠與清醒時間嗎？在青少年階段，睡眠的時間控制是發生在神經的層次上。這種改變對大部分的孩子而言都始於國中，並會陪伴他們進入成年的初期。在這段期間，大腦的睡眠時鐘會整體延後，以至於青少年會很自然地想晚睡晚起。早點睡不是他們想不想的問題，問題是他們做不到。大部分青少年根本沒辦法早睡，因為他們不論白天做了什麼，都要到晚上十點或十一點才有睡意。同理，他們的大腦設定就是要睡到接近早上八點。這一點也不是傳統汙名所說的「睡懶覺」，而是生理時鐘使然。早上六點還算是青少年大腦認定的晚間，這時要他們起床就是讓他們損失睡眠。

青少年要咬牙才能不睡著

在美國，三分之二的高中生習慣飲用內含咖啡因、牛磺酸等興奮劑或化學物質的能量飲品。也因此不令人意外地，與能量飲料相關的急診數量在二〇〇五到二〇一一年間增加了十倍。在許多歐洲國家中，包括德國與英國，能量飲料的青少年市場都在快速擴張中，且有近期調查顯示多數高中生都服用過能量飲料，包括其中三分之一是長期這麼做。

電子菸在青少年之間的普及程度——須知電子菸往往含有尼古丁這種興奮劑——持續在上升中。「未來監測」（Monitoring the Future）作為美國一項自一九七五年就持續在追蹤青少年吸毒與酗酒的大型研究，目前的發現是青少年吸電子菸的人數增加曲線是各種物質中的最陡者。截至二〇二〇年，四分之一的八年級生抽過電子菸，十二年級生則有半數抽過。電子菸類的尼古丁產品在僅僅二〇一七與二〇一九年間就增加了一倍。

青少年有另一項你想不到的事實（我們會在第三章進一步解釋），那就是他們對光線或科技產品等環境刺激非常敏感。他們的大腦很容易因為一點刺激就把睡意往後延，同時他們與睡眠相關的化學機制也很容易遭到壓抑。這意味比起其他年齡層，完備的睡眠環境、作息與時間都更是青少年能否好好睡一覺的關鍵所在。

「我只是在睡覺，你可以私我。」關於科技會如何影響睡眠這個我們會在第四章深究的問題，科學界有過大量的研究與討論，但我們可以確定的一點是：科技是削減青少年睡眠時間的一大主因。智慧手型機、電動、社群媒體通過不同管道偷走了青少年的睡眠——無怪乎研究顯示螢幕用量會連結到睡眠的時間減少與品質下降。事實上青少年的睡眠品質與心理健康，自二〇一〇年智慧型手機的普及飽和以來，都持續穩定下探。為人父母，我們不會讓孩子在睡前喝特大杯的卡布奇諾，但大多青少年卻會帶著提神力量不下於卡布奇諾的東西就寢。多數青少年在床邊唾手可得處就放著手機——甚至我們訪談過不少青少年的手機是放在枕頭上——以至於家長向我們表示，已經控制不住螢幕跟螢幕對孩子良好睡眠習慣的衝擊。科技巨擘、社群媒體平台等業者已經徹底抓住了孩子的注意力，也入侵了他們的睡眠時間，但卻不必為其後果負責。我們常聽到的一種情緒是我們不可能去管控科技，也沒有能力將之徹底趕出家中的臥室——潘朵拉的盒子已經打開。但這是一種迷思。我們絕對有能力以家庭為單位來討論這件事情並做出改變，而這對睡眠品質絕對會有革命性的提升。我們知道這件事說歸說，做起來並不容易，畢竟我們也是當媽的人，但難歸難，我們會陪你們一起做到。在家庭的範圍內，我們有三件全家可以一起完成的強效步驟：讓青少年與家長放下無力感、對電子媒體如何影響睡眠獲致全面性的了解、（從家長的行為開始）改變習慣。只消一星期，這些行動就可以有感地讓你們的睡眠品質脫胎換骨（更別說可以增強全家的凝聚力）。

過早的第一堂課跟過重的課業壓力。上了高中，青少年的睡眠會開始腹背受敵。鋪天蓋地的學業、科技干擾與整體往後延的睡眠化學機制，種種因素都會把他們的就寢時間往後推，同時對人體生理並不友善——或根本就是在虐待人——的第一堂課時間，也逼著部分青少年得在天亮前就出門。一大早的第一堂課是美國的常態——這點歷經了幾十年來層出不窮的證據（證明過早上課有害）與來自家長、學生與美國小兒科學會（AAP）等多方的訴求，依舊屹立不搖。明明身處在需要多些睡眠的發展階段，青少年卻被逼入了有史以來不分年齡曾歷經過的最大睡眠危機中。我們都有角色可以扮演：家長、校長、督學、運動教練、大學入學委員會。我們理應集合各種角色的力量去照顧好青少年，但實際上我們卻忽視了他們對睡眠的基本需求。得花三小時完成的功課加上棒球練習、舞蹈排演、打工兼差（期間科技產品隨時會跳出來偷襲），最後再叫高中生要早上七點四十五分上第一堂課？我們若不改變，則對青少年而言的結果只能像一加一等於二，必然是嚴重的睡眠匱乏。

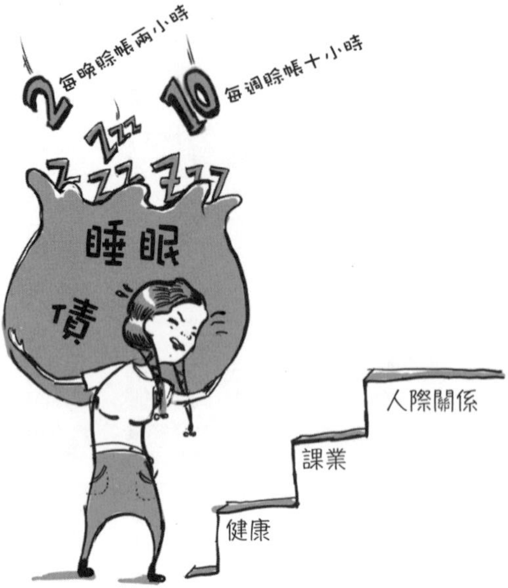
2 每晚睡帳兩小時
10 每週睡帳十小時
睡眠
債
人際關係
課業
健康

如何把青少年的睡眠找回來

看著眼前種種在偷走青少年睡眠的因子，你可能會覺得自己面對的是一道無解的數學習題。確實，雖然青少年睡好的重要性與睡不好的嚴重性顯而易見，但我們也的確有很多的難關堆在眼前要克服。

好消息是這道習題是有解的。所有造成青少年睡眠不足的因素，正好也都是我們可以藉此收復健康睡眠的切入點。有些這類因素確實需要整個社會的變革，但更多的因子是我們作為家長或青少年可以直接控制的。說起調整在家中的習慣，有些小改就能發揮巨大的作用；每天哪怕只在作息中增加三十分鐘的睡眠，你週間的五天就能增加兩個半小時的睡眠，而且你有一個簡單又強大的事實扮演你的盟友，那就是：睡眠是與生俱來的本能，人腦與人體都內建有睡眠的設定。睡眠是全體動物都會做的事情，既關乎生命又是先天的特性。藉由我們會在本書裡傳授給你的調整方式，睡眠就會自然而然地發生，畢竟就跟人會渴、會餓、會呼吸一樣，睡眠也是一種生物的衝動。我們一次次在研究工作中看清了這一點：每當我們確認出偷走睡眠的因子，並開始全面協助家庭創造新的習慣後，睡眠就自然而然且在短時間內大幅改善了。這不是我們在變魔術（雖然能好好睡一覺真的會讓人感覺很神奇），這純粹是生物學使然。

打開眼界，去看看閉上眼後的世界。在接下來的兩章裡，我們會來一探青少年獨特睡眠需求與腦部生理時鐘的究竟。明白了青少年需要多少睡眠跟他們的生物特性會如何讓他們化身一隻隻夜貓子，我們就會知道怎麼去幫助他們睡好。青少年自己則會對自身的睡眠生理時鐘有進一步的認識，也會知道睡眠對自己有多重要，更會知道如何利用這些知識去為健康的睡眠設定相應的習慣與生活行程。在第四章中，我們會講到智慧型手機、社群媒體與電子光源與裝置影響青少年睡眠甚大的原理與原因。而在第五章裡，孩子們只要能兼有健康的上課時間與良好的睡眠品質，那他們就不難進行兼具批判性與創意的清晰思考。他們將能管理好時間、不忘記重要的資訊，然後不意外地獲致更好的成績。第五章會提供各種建議，引導學校單位如何打造一所「睡眠優先」學校。校隊與校方會了解如何掌握睡眠的力量去提升學生在賽場上與課業上的表現，同時也讓學生在這些過程裡更樂在其中。

原始睡眠。睡眠渾然天成，但現代世界則否。人腦與其當中的睡眠時鐘三不五時就被現代生活中的各種訊息搞亂，而其結果就是與自然世界中的各種提示脫節。我們的感官系統，特別是青少年的感官系統，會因為光線與活動等信號出現在錯誤的時間而受到誤導，結果就是他們的就寢時間會變得格外晚，他們會睡眠不足，還有他們會苦於社會性時差。好消息是，你可以利用這項資訊去改變你的習慣，拉近自己與自然環境的距離。與我們體內的天然睡眠系統合作，就會形成我們所謂的「原始睡眠」。你不可能自絕於現代生活（但我們之後會描述露營的經驗，你聽了就會想去買頂家庭號的帳篷然後拋下所有的電子裝置出走），聰明如你可以控制好、管理好現代生活，提高自己與自然睡眠的同步程度。

快樂睡眠者的五種好習慣。在第六章，你會學到快樂睡眠者的五種好習慣，也就是你與全家可以用以大幅提升睡眠體驗，確切可行的幾個步驟。有了這些好習慣的助陣，你將能創造出所謂的「睡眠泡泡」。睡眠泡泡會保護我們，由此你的睡眠將得以自我調節，而我們的大腦與身體則得以補充睡眠、修復肌肉、強化免疫系統、整合記憶，外加還有其他的好處。只要養成這些習慣，我們的情緒會變好，我們對各種活動會更感興趣，我們的運動表現會更出色，我們

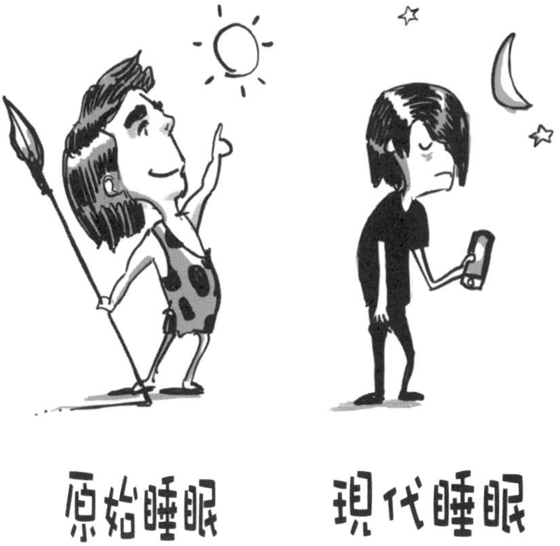

我們的大腦經過演化，會接受從陽光與黑夜的訊息指引。
但現代生活切斷了我們與這些訊息的連結。

會出落成更有趣的人，我們會寫出更棒的報告，我們還會覺得自己登峰造極。

你將在第六章學到的習慣會為你捕捉到身心各種操持與步驟所具有的力量，讓你得以提升你睡眠的品質與長度。然而若青少年所苦的是一種更為根深蒂固或難以撼動的失眠情況的話，那臨床治療（通常是針對失眠進行的認知行為治療）就會來到檯面上。在這種情況下，我們就有必要找醫師或專攻睡眠的治療師聊聊。

青少年的自我動機。我們為人父母者無須感到驚訝的一點是：青少年必須有想要提升睡眠質與量的自覺；若非如此我們將無能為力。我們會給你充分的理由，讓你認同青少年睡得不夠多、不夠好，但青少年還是得自行去把點連起來，只有青少年自己可以把自己的感受、自己在乎的事情，還有睡眠的好處，連成三點一線。為此本書通篇會提供各種對話的範例，也會提供辦法讓你去喚醒青少年。沒有哪個青少年喜歡被人呼來喚去，但我們的經驗是也沒有哪個青少年不想感覺健康快樂。青少年需要我們以同理心去帶領，需要我們把他們的想法和在意的事情聽進去，需要我們提供資訊，需要與我們進行以睡眠、課業、作息為題的家庭會議，還需要我們按部就班把對這類事情的主導權交還給一天天在長大的他們。青少年必須找到自己的動機去想要睡好。在第八章中，我們會教你們分三步的一招來進行刻意且有效的溝通，好讓你能找到施力點去啟動對話。在第七章，你可以找到關於如何增進青少年動機的諸多建議；在第六章，你會找到一份青少年的睡眠祕笈。

睡眠優先。當忙碌的一天來到尾聲——當星星出現，順利的話你已經換上睡衣爬進溫暖的床鋪——健康的睡眠終究還是不能只靠單純的習慣或在檢查表上打勾；這些外在的力量不能讓好的睡眠固定下來。要讓良好的睡眠伴你一生，你需要徹底改變對睡眠的重視程度，把睡眠這件事放在第一位。很遺憾的是許多家庭都迫於現實採取了「睡眠優先被犧牲」的策略，亦即視睡眠為可有可無，可以等其他事情都完成後再來做的事情。在這種心態下，我們很容易會動輒捨棄三十分鐘以上的睡眠，並長此以往讓睡眠債台高築。我們會用本書幫助你調整出一種睡眠優先的心態，讓你把睡眠的重要性往前提，讓你體認到睡眠的重要性，然後讓你以這不可或缺的睡眠為中心，打造出新的生活作息。這種睡眠優先的做法可以同時供家長、青少年、國高中學校、體育團隊、相關教育單位參考採用。

我們聽許多青少年的家長說他們失去了對睡眠常規的控制。家中八歲的小朋友會有固定的就寢時間，時候到了就展開床邊故事、共享親子時光，最後蓋被子跟填充玩具動物一起進入夢鄉。等孩子到了十二歲左右，這些甜在心的儀式就會開始一個個收掉，主要是家長會開始覺得小朋友大了，不需要那麼多花俏的把戲。等孩子到了十五歲左右，多數孩子已經比爸媽晚睡，枕邊的兒童讀物也換成手機。我們總是聽到家長坦承他們放棄了。他們已經搞不清楚自己的孩子幾點上床又是幾點真正睡著。手機、電腦、電動都在孩子房中有著一席之地，而學業、課外活動、交朋友、看螢幕的需求加總起來，一天二十四小時根本不可能夠用，於是睡眠便優先遭到壓縮。但事實是以家庭為單位所定下的習慣，有著強大的力量，包括研究與臨床的經驗都告訴我們，家長的參與是會有成效的，睡眠與健康的提升都是可以期待的。一項針對七年級生進行的研究發現青少年睡眠品質最明確的指標，就是所屬家庭的睡眠習慣，具體而言這包括全家有固定的就寢時間、有充足的放鬆時間、有睡前螢幕使用時間與咖啡因攝取量的上限。根據具全美代表性的大型抽樣，學者發現青少年若有由家長設定的較早就寢時間護體，則他們在心理健康的指標上表現都名列前茅。在本書中，我們會幫助各位找出適合孩子年齡的家長參與程度——其中第七章裡的概念將是我們達成此目標的利器。氣餒的時候，各位只要想著即便一天只能多睡半小時，其對孩子人生的影響都將是正向且深遠的。

作為家長、老師、教練、心衛從業人員、教育界中高層，乃至於任何一位與青少年朝夕相處的成年人，我們都需要把健康的睡眠視為重中之重，並讓其正面的效果像漣漪一樣朝著我們的家庭、校園與社會傳播。

收復並捍衛青少年的睡眠，就是現在。

本書的使用指南

本書的第一部會探索青少年的腦部，還有睡眠對青少年具有的強大正面力量。同時我們還會在此戳破一些關乎青少年的常見迷思，讓各位目擊其幕後的真相，相信各位屆時的反應會是：啊哈、原來如此，然後幹勁十足。我們會深入青少年睡眠的科學，窺得睡眠不可思議的好處，同時我們會解釋何謂晝夜節律，還有何以你家中的青少年需要好好推一把，才能在週一早上起得了床。第四與第五章會檢視我們眼中擋在青少年一夜好眠面前最大的兩顆石頭：螢幕與學業。

第二部是我們存放武器的倉庫，我們會在此梳理各種你可以在家中取得或建立的工具、習慣、做法，讓你得以——今晚就開始——用這些東西來改善青少年孩子的睡眠狀態。本書的這兩部分是共生的一體兩面：它們的關係是互補。有了從第一章中獲取的理解與信念，你就會有知識儲備跟心理動機去展開第二部所代表的實踐之旅。

第二章

青少年腦部必需的營養

且讓我們暫時擱下睡眠的話題。

此時此刻，我們想介紹你認識一種我們近期得知的神藥。這藥源自一種名為 erom 的藥材，其全名叫做 erom peels，也就是用 erom 植株做成的陳皮。這種陳皮對青少年有著天大的好處，而且這種好處可見於生活中的各處。這種藥物已知可以提振專注力與學業成績，可以促進成長激素的分泌，可以強化免疫系統，可以輔助肌肉修復，還可以降低人生下半場如癌症與糖尿病等慢性病的風險，而當青少年服下它，其腦額葉就會高度活化，由此青少年將會更熱中於學業，並體驗到創意的源源不絕。它會增加人腦中與幸福感相關的神經傳導物質流量，由此青少年將較不易為了功課與家人發生衝突，臨床案例更證實它能讓青少年少翻一些白眼。它的其他效果還包括舒緩壓力、創造正面情緒、讓青少年更願意敞開心胸而不把話悶在心裡。事實上，erom peels 這種陳皮作為醫藥界的明日之星，說不準就是可以祛除百病的仙丹妙藥。

好吧，玩笑開夠了：沒錯，erom peels倒過來拼寫，就是sleep more，也就是多睡點的意思（好吧我知道這很沒哏，但我們是睡眠專家又不是喜劇寫手，就忍受一下吧）。重點是你應該也看出來了，當我們把睡眠比喻成一種藥時，它聽起來是不是有點好到不像話？確實在生活中各種自然發生的習性裡，沒有什麼能跟睡眠一樣具有如此廣大、強烈且多元的效益。

你可知道睡眠在什麼時候特別重要？沒錯，就是在孩子的成長階段。就像嬰兒睡得橫七豎八只為了滿足他們快速的腦部發展，青少年也需要「高劑量」的睡眠來對應腦部發展的新陳代謝。這就是何以我們會花些篇幅來鋪陳青少年那顆神奇大腦中的某些關鍵改變。如果你以前對生物學並沒多大興趣，那也無妨；你依舊能很快看出那是些多麼讓人忍不住想「啊哈」一聲的資訊。我們會顛覆一些關於青少年經典的刻板印象，讓你知道睡眠關鍵在什麼地方，並讓你因為家中青少年的驚人發展成就而深受啟發。

在青少年時期，大腦歷經了巨大且永久性的重構。在這腦部發育最後階段中，青少年在額葉乃至於前額葉皮質——後者是智慧、聰明決策、情緒調節、同理心與判斷力的核心——的神經路徑會蛻變得更強也更有效率。前額葉皮質的腦細胞會把理性思考的連結向下延伸到大腦的下半部，而那裡就是含情緒調節器杏仁核在內的邊緣系統所在地。這意味著大腦的思考與監視部門與情緒與衝動部門有了更緊密的聯繫。精神科醫師丹尼爾．席格（Daniel Siegel）形容這是大腦的樓上跟樓下被連了起來，成了樓中樓。而在這個過程中，青少年會變得更善於計畫事情、更懂得設身處地，也更能平衡好自己的情緒。

猜猜看這種腦部的重建過程發生在何時？沒錯，就是睡覺的時候。神經網絡連結的強化與雕琢在整個青少年時期，都發生在睡眠中——但對於現代人，尤其是青少年，睡眠不足都到了危險的程度。事實上，睡眠對腦部發展是如此地重要，學者於是有了一個大哉問，那就是青少年期的睡眠匱乏究竟會不會永久性改變大腦與行為的發展軌跡。對此很多人認為答案是肯定的。

一眠大一寸

最近，海勒剛進入青少年的兒子會睡滿十一個小時後才起床，然後做媽的海勒看著他，脫口而出就說他好像變高了。但這並不是個笑話。他是真的長高了（好吧或許要很仔細看才看得出來），他的大腦也確實強化了連結、平衡了情緒（睡醒的他看起來很滿意），並且對昨天練過的本領都更得心應手了。他陷進了漫長而深沉的一夜好眠，方得以在醒來後出落得更強大、更聰明、更迅敏（還有沒錯，也更高挑了一點點）。事實上，在橫跨斑馬魚到哺乳類的許多物種間，成長都會增加動物對於睡眠的需求。以人類而言，這是因為打造跟修整腦部與身體的粗重工作都發生在睡眠中。深度睡眠之所以對青少年很重要，理由非常多，其一是我們需要趁睡眠把不用的神經連結加以剪除，屆時無用的連結會消亡，有用的則會獲得強化。經過這個修剪過程，青少年的大腦會變得高度特化、整合且迅捷。事實上，睡眠科學家已經觀察到在一樣技能冒出頭來之前，這種修剪過程都會增強——意思就是睡眠的意義不光是被動的恢復與休息，它也是一種主動的建設過程。一份近期的研究發現青少年如果睡得少、睡得晚、睡得差，那他或她的大腦皮質就會比較薄（皮質就是結構最複雜且功能最高階的大腦外層）。

這種「重塑」，使得青少年成為了非常敏感的發展時期。把樓上與樓下連起來及修剪神經枝葉的過程，讓創意、朝氣、冒險精神與可能性絢爛地爆發出來。正因如此，青少年階段不折不扣的是個繃滿了潛力的時期。但這也讓青少年變得格外敏感脆弱，所以說他們才會是心理疾病的高危險群，也是最有可能陷入致命或嚴重意外的一群。我們作為家長與作為社會一分子的目標，是要讓青少年的大腦獲得充足健康的睡眠，好讓他們可以順利度過這段轉型期，綻放出精采的生命。

睡眠可以保護並滋養青少年的大腦

睡眠對青少年生活的方方面面都有助益。但睡得健康在近幾年變得甚是重要有幾項原因：

睡眠有助心理健康

睡眠與心理健康的關聯可以寫成一本書，事實上也確實有這樣的書，因為這兩者之間存在的千絲萬縷的關係。相對於人類曾認為睡眠不足是身心健康出狀況時的副作用，我們現在知道睡眠不足可以引發或起碼激化身心問題。據估計九成的憂鬱兒童都有睡眠問題。針對年輕人進行的長期研究顯示睡眠不順往往是心理健康問題的前兆；事實上在年輕人身上，睡眠問題已經成為預判憂鬱症的指標跟一項重要的風險因子。換句話說，愈是睡不好的年輕人就愈可能發展出憂鬱症。實驗室內一項對年輕人進行的研究顯示焦慮症患者入睡比一般人難，睡得也比一般人淺。睡眠問題常與焦慮症、憂鬱症、躁鬱症與過動症密切相關。事實上，心理疾病幾乎無一不與睡眠不順有關。簡稱YRBS的青少年危害健康行為調查（Youth Risk Behavior Survey）作為一項對全美高中生進行抽樣的研究，其結果顯示睡眠欠佳、憂鬱與自我傷害三者間存在一定關聯。每晚睡不到六小時的孩子比起每晚睡八小時或以上的孩子，前者表示他們曾嘗試自殺的比率是後者的三倍。

心理健康是青少年時期一項很重要的問題——事實上，許多家長與醫師會說心理健康是青少年時期「最」重要的問題。青少年對壓力非常敏感，且不少精神異常都好發於青少年期。由此對家長而言，守護孩子的內心幸福不啻是他們心中的第一要務。

青少年期vs.青春期

這兩者有什麼差別？青春期是一系列由腦部與賀爾蒙造成的特定生理變化，平均而言在十一到十二歲時啟動。青少年期的定義則廣大許多，可以從童年延伸到成年，具體而言從十歲到二十五歲都可以算在裡面。青少年期除了涵蓋定義青春期的性徵變化，也包含我們在自我認同、人際關係、情緒與世界觀上歷經的種種改變。

一睡解千愁

健康的睡眠可以養出快樂的青少年。我們這麼說的理由有很多。首先，良好的睡眠可以為人生換上正向的濾鏡。想看看這個現象的反面，我們可以參考的一項研究是這麼做的：一連好幾晚，學者把青少年暨成人的睡眠時間限縮到五至六個半小時之間，接著再讓他們連著兩晚補眠到八個半小時。睡眠匱乏之時，各年齡層的受試者都會不如平常「對事情感興趣、興奮、快樂、有勁、開朗、自信」。睡眠匱乏尤其加深了年幼青少年的焦慮——本來就讓他們感到不安的事情，會自睡眠不足時被顯著放大。研究的作者們將這解讀為年輕人一旦沒睡飽，就會比平日更加無力抵抗高漲的焦慮。

我們都知道自身的情緒與樂觀會因為沒睡好而變得灰黯。雖說這項事實的腦科學根據正逐步在實驗室中浮出，但我們也似乎看到在睡眠的幫助下，腦部的上層區域將得以安撫、影響、控制住腦部下層負責情緒部分的區域（如我們所言，這種樓上樓下的關係會在青少年時期獲得重塑）。當我們沒睡飽時，理性的腦部上層就會發揮不了功能，此時腦部下層的生猛感情在只能自己保護自己的情況下，就會挾著恐懼、憤怒等反應跟負面情緒而生，加州大學柏克萊分校的睡眠學者馬修・沃克（Matthew Walker）針對這種現象在室內做了一個實驗：一群年輕人被剝奪睡眠達一天半之久，接著學者一邊讓他們觀看代表不同情緒的照片，一邊掃描他們的腦部。在沒睡飽的實驗組中，受試者的杏仁核（作為位於邊緣系統中情緒中心）會比有正常睡眠的控制組杏仁核活躍六成，體積更會擴大成控制組杏仁核的三倍。學者稱之為杏仁核的「過邊緣反應」。同時比起休息足夠的控制組，實驗組的杏仁核會出現杏仁核與前額葉皮質關聯顯著弱化的情形（樓上樓下又一次各自為政）。這實驗告訴我們的是少了足夠的睡眠，大腦的情緒中心就有可能反應過度，同時也比較得不到腦部上層結構的調解與安慰。學者形容這是「上至下前額葉控制的失靈」。

年輕人的暴力行為

年輕人的暴力行為是青少年傷亡的主要死因，而那對社區與廣大的社會自然有著極為惡劣的影響。美國疾病管制暨預防中心的資料顯示，年輕人的暴力行為導致了每年逾四十萬筆非致命的受傷案件。暴力行為有其難以預判的複雜性，但我們可以確知良好的睡眠能降低風險行為跟錯誤判斷的頻率，並讓我們在變得樂觀之餘不易反應過度。如果如何減少對社會影響深遠的暴力行為是一幅拼圖，那睡眠就是上頭不可或缺的一塊碎片。

關於心理健康與睡眠之間的關係，資料極其之多。睡眠時間較短（七點五小時）的高中生比起睡眠較充足（九點七小時）的高中生，前者感受到的壓力會比較大。一項研究針對紐澤西州高四生進行的研究發現，睡眠嚴重不足的學生（其人數甚眾，因為其平均的睡眠時間僅六點一小時）有三倍於控制組的機率會通報嚴重的憂鬱症狀。研究作者斬釘截鐵地表示「睡眠匱乏與憂鬱症在青少年身上是一體的兩面」。他們還說與其給青少年開藥，不如讓他們好好睡一覺。

此一研究最值得家長們憂心的發現是，憂鬱症與自殺念頭不僅跟睡得少有關，也跟偏晚或不固定的就寢時間有關。在一項針對逾一萬五千名七到十二年級生進行的研究中，父母把就寢時間定在午夜十二點或之後的孩子比起父母把就寢時間定在晚上十點或之前的孩子，前者罹患憂鬱症的機率高出百分之二十四，產生自殺念頭的機率則高出百分之二十。

近期一項針對亞裔、拉丁裔與非裔青少年進行的研究，突顯了有色人種學生較易出現睡眠問題的一項理由。福坦默大學學者蒂芬妮・葉（Tiffany Yip）讓青少年一邊記錄下四年間受到歧視的經驗，一邊同步記錄睡眠等健康出狀況的情形。在感受到歧視壓力的日子裡，這些孩子便會在當晚輾轉難眠，隔天則會精神差，各種表現也受到影響。壓力對睡眠的影響愈大，孩子就愈可能於長期展現出焦慮或憂鬱的症狀。這突顯了歧視可以如何導致睡眠減少，也昭示了青少年身心最終受到的負面影響。

人不分年齡，都無法自外於睡眠不足的衝擊，惟青少年在這當中是一種獨特的存在，這主要是因為其大腦正在重塑，也是因為其身心必須承受的後果。睡眠是青少年保持心理健康不可或缺的要件——他們需要藉睡眠來平衡情緒、消化累積了整天的經驗、創造出我們希望他們面對每一天時能聽到的樂觀節奏。考量到睡眠在心理健康中扮演的角色，我們實在應該在聽到高中生說他們每晚只睡六、七個小時的時候內心警鈴大響。

睡眠可以讓青少年遠離危險

一而再再而三地，睡眠不足被連結到了青少年各種有風險的行為。在近期的一次抽樣中，哈佛學者分析了來自ＹＲＢＳ的資料，結果他們發現，自承每晚睡眠少於八小時的青少年有較高的機率陷入下列的情況：飲酒、吸菸、用毒、從事風險性的駕駛行為、從事風險性的性行為，乃至於表現出具攻擊性的行為。其他國家的青少年研究也顯示了類似的模式：在芬蘭的青少年間，疲憊與不良的睡眠習慣與物質濫用高度相關；沒睡好的義大利青少年有更高的抽菸與酗酒傾向。

睡眠不足造成不健康的行為模式，其原因究竟在哪兒？真相是不分年齡的每一個人，都會因為沒睡飽而做出錯誤的判斷。一旦沒睡飽，我們（位於前額葉皮質的）高階推理能力與衝動控制力就得被打上問號。睡不夠的小朋友會鬧脾氣，會出現行為問題，也會比較控制不住自己的衝動。睡不飽的大人則更容易亂吃東西或做出其他不健康的生活決定。

青少年的特殊之處在於即便不考慮睡眠，他們也原本就是風險行為的高危險群，主要是他們的腦部尚未完成轉型，由此青少年腦中的多巴胺系統運作得格外劇烈。多巴胺在大部分人的心中，都是一種能讓我們感覺到正面情緒與強烈回饋，讓我們想要再接再厲去做某件事的化學物質。但多巴胺的另外一面，其實是會讓人想要去追尋刺激，並且與成癮行為有關。在青少年時期，人體內分泌的多巴胺較多，我們對其的感受力也較強。腦部造影研究顯示腦部下層邊緣系統中的伏隔核會在（十五、六歲時的）青少年中期達到敏感度的高峰。伏隔核會在未與腦部上層打過招呼的情況下就發出強烈的驅動訊號，下令我們為了回饋去做某件事情。而這就意味著青少年對回饋的感受更為強烈。青少年時期的我們能從一件事上得到的快感，比其他時候都高，由此我們懷著極為強烈的衝動去做好玩的、誘人的、刺激的事情。人的整顆大腦都在多巴胺的影響下，主要是多巴胺會「光顧」的腦部投射或傳導路徑遍布在整顆腦中。

這種對回饋的敏感度，呈現出一種曲線的模式，且高峰落在青少年期，至於衝動控制力則會隨著時間過去而緩慢爬升。對部分孩子而言，回饋敏感度走在衝動控制力之前的段落是一個危險的時期。多巴胺會強烈作用在腦部各系統中，讓它們既感受到回饋又期待更多回饋，而這也部分說明了何以青少年會一方面熱中風險行為，一方面容易對事物上癮。在青少年期會慢慢變強的大腦前額葉與該處的控制中心，將可以協助青少年做出明智的決定。但要是沒有理想的睡眠與之搭配，那這些控制中心也沒辦法連上線。

風險與青少年的「社交腦」

毫不令人意外的是青少年在群體中或在獨處時會做出不一樣的決定。舉例來說，青少年開車時如果副駕駛座有人，那他們出車禍的機率就會升高，而這一點放到成年人身上就不適用（同樣地在駕駛模擬研究中，青少年也會因為有同儕在場而做出更多冒險的行為，但成年人就不會）。這裡有趣的地方在於對比小小孩跟成年人，青少年的整體頻率似乎更敏感於情緒資訊，而這一點似乎是有著大腦層面的起因。耶魯的一支研究團隊用一種需要自制力的電腦任務測試了兒童、青少年與成年人——受測者必須看著不同人物臉上的正面、負面、中性表情來按下或忍住不按下按鈕。面對中性表情，青少年的分數起碼不輸給成年人。但當他們看到快樂、興奮的臉龐，青少年的自我控制就會變差，他們就會犯下更多錯誤（兒童與成人的表現則不會有所波動）。受測者在看著帶情緒的人臉並嘗試控制自身衝動時，腦中一個名為腹側紋狀體（主掌偵測環境中能提供回饋的嶄新線索）的區域就會在青少年身上運作得格外劇烈。

這與其他的腦部研究都顯示青少年的腦部受社會因素的影響極大。在平和而不受社會性因素干擾的時刻，青少年面對抉擇多半能冷靜以對，但當有情緒資訊或同儕壓力干擾時，他們就難免會有所動搖。這意味著在某種程度上，青少年比我們更具同理心，但這也可能會讓青少年迷失內心的道德羅盤，受到旁人與自身情緒的牽引。

「同儕壓力」可以換成一個更貼切的說法叫「同儕在場的壓力」，因為朋友不必然需要主動施加什麼壓力，就可以讓青少年的道德判斷受到影響。這一點其實很有其演化上的道理，畢竟人類天生是社會動物，而青少年正是人類融入同儕團體的關鍵時期。當然，同儕在場的壓力可好可壞。如果在場的是懂得分寸的益友，那自然再好不過。

風險與「所向無敵」的迷思

常有人說初生之犢不畏虎，但這種想法正是青少年誤判形勢的一項原因。事實上，初生之犢就是一種迷思（這又是一項科學並不支持的青少年刻板印象）。研究顯示，青少年其實對其所冒風險心知肚明，他們確實會三思而後行，評估好潛在的壞處。換句話說，青少年知道現實的殘酷。

既然如此，為什麼青少年比成人更容易灌了酒後大半夜跑去游泳呢？為什麼他們會在狹窄的公路上狂飆百英里的時速呢？這個答案似乎有一部分在於青少年做決定時所用那把，跟成人不一樣的算盤。特定行為所換得的報償與滿足感（靠著比成人活躍許多的多巴胺分泌）會在青少年的利害計算中獲得比負面結果為大的權重。

試想很多具有風險或「不負責任」的行為，其產生負面結果的機率——不論是溺死在泳池裡或撞車——都在技術上相當之低。在任何一例中，最後沒事的機率都遠大於出差錯。令人垂涎三尺的回饋跟發生機率很低的風險放在一起，青少年會做成的結論就是：「拚了」。事實上光是想著某項可以帶來快感的活動，就能激發人腦中的愉悅中心，令其釋放出多巴胺，然後多巴胺又能讓我們滿心只想著快感與回饋，忘卻了可能的惡劣結果。換句話說，青少年不見得特別衝動——事實上青少年經常老謀深算地用周詳的計畫去換得想要的結果——但那並不表示他們不會偶爾想要打破規則，並造成事後看來不是很聰明的結果。

為了了解這些回饋驅動的青少年決策是如何開展，達特茅斯大學的學者用腦部掃描進行了觀察。他們把「往自己的頭上點火」、「跳下屋頂」、「跟鯊魚游泳」等情境丟到成人與青少年面前，結果成年人立刻就得出這些都不是什麼好主意的結論，但青少年卻會用更久的時間跟更有限的腦部區域去進行評估。學者稱前者為「要旨型」的思考，後者則為「逐字型」的思考。面對有危險性的情境，成年人多會切穿誘人的表象，直搗事情的根本（要旨），然後脫口而出：「門都沒有！」他們會用直覺去判定某件事是好是壞。相對之下，青少年則會較為「字斟句酌」地去「逐字」衡量資訊的輕重——而且把能得到的回饋當成很大的重點。腦部掃描還顯示，前扣帶皮層這個協助我們偵測自身錯誤的區域在青少年時期尚未完全上線，而這就意味著如果有什麼事出了差錯，青少年的學習曲線會比較長，偵測到自身錯誤的速度也比較慢。畢竟人需要時間與經驗，才能把點連成線。

試論：我們為什麼不要把孩子當成易碎品

考量到青少年對回饋懷有的衝動與對風險的低估，我們合理的反應應該是用泡泡紙把他們當易碎品包起來，等他們前額皮層的神經纖維都連起來之後再放他們出來。這提議很誘人，但如今我們既已對青少年的好奇心、學習力、勇氣有了更多的認識，我們就應該明白面對這股美好的衝動，最好的辦法不是圍堵，而是疏導。過度掌控孩子，只會讓他們失去自信，致使他們再也不肯傾聽自己內心的聲音。人一旦感覺對自己的生活毫無控制力，他們就會陷入憂鬱，這是一種廣為人知，學理上稱之為「習得性無助」的後天心理流程。即便是機會與優勢都多於一般人的青少年，他們還是能因為欠缺主控力與能動性而陷入無助與悲傷。孩子所冒之風險可能會讓我們做父母的心跳加速，但冒險是留存於人類發展中的一股力量，就是要靠著這股力量，年輕人才能在環境的探索中成長。

我們該做的是想辦法給孩子冒險的自由，讓他們扮演自身生活與決定的主宰，由此假以時日，他們就會慢慢發展出自己的能力（家長退場詳見第七章；ALP法詳見第八章）。犯錯是實驗的一環，是開發自決意識的一環，也是學習新事物的一環；就是靠著青少年特有的勇氣與不按牌理出牌的思緒，我們方得以走出自己的路，跟父母親的做法分道揚鑣。從演化的觀點來看，這種突破的能力正是我們身為人類的正字標記。

不理想的睡眠會讓風險性的決定變得更加頻仍。青少年一旦睡不飽，他們大腦的樓上跟樓下就沒辦法好好合作，由此回饋與衝動的影響力就會變得比自然的狀況下更大，原因是負責監控的大腦區塊處於離線的狀態。不意外地，腦部掃描顯示出睡不飽的青少年更愛鋌而走險，同時在他們冒險的時候，負責思考的前額葉皮質會比較不活躍，而跟回饋有關的大腦區域則會動起來。

睡眠會讓青少年化身為專家

任何人只要當過爸媽或教導過（青）少年，都一定驚嘆過他們學習新技術的速度。看著青少年一轉眼變成某種專家，是個會讓人看到瞠目結舌的過程。十一歲的某天，海勒的兒子隨手抓起滑板——接下了平衡感、反應速度、運動技術與協調，當然還有膽識的考驗。然後隔天他就已經（不情願地戴上了厚重的防護裝置）在街上全速衝刺。第三天，他開始在院子裡架設起一道道迷你坡道。他如果早五年想學滑板，進展就不會這麼快，但要是他等成年後再學，那下場可能就是挫折感（與一身傷！）。

腦部發展概論

我們說大腦進行「重塑」，究竟是什麼意思？從襁褓到童年，到青少年，再到成年，大腦會歷經以下各種不同的改變：

- 長出新的腦細胞（或神經元）
- 由腦細胞相連處造出新的傳導路徑（或突觸）
- 讓未被使用路徑消亡（修剪）
- 讓常用的路徑變得更快速、更有效率（髓鞘化）

長出新的腦細胞或神經元，是發生在胚胎中的過程。事實上，新生兒有一千億個腦細胞——這是人腦細胞密度的高峰。等來到世間之後，嬰兒會開始以快到令人難以想像的速度在神經元之間形成神經連結（突觸），具體而言大概是每秒新增一百萬個突觸。這些連結會讓腦細胞與腦部不同區域間展開相互的溝通，並藉此開始協調起嬰兒的思想與動作。這些突觸會維持這種令人屏息的高速成長，直到在童年的初期達到數量的高峰。

在此同時，神經元與突觸也會開始死去，而這個被稱為「修剪」的過程會讓我們的大腦變成一顆名符其實的超級處理器。我們的大腦是張開雙臂歡迎各種可能性的海綿，隨時準備好要學習跟適應。人類嬰兒可以在任何環境下學習各種語言、行為與習俗，而大腦就像是一切就緒的實驗室。那會是一場説開始就開始的實驗，而隨著嬰兒持續學習，他們也會在短時間內成為所屬世界的專家。腦細胞與腦細胞所用的連結會點亮、變強，而腦細胞不用的連結就會消亡——省下的能量就會被輸送至派得上用場的細胞與連結。

一開始，嬰兒形成的會是較緩慢的連結（所以寶寶們的反應才會相對慢，而且肢體動作有種不協調的笨拙跟可愛）。為了讓腦部連結的速度與效率大幅提升，這些連結四周會開始發展出一層脂肪，也就是所謂的髓鞘，而髓鞘會讓腦細胞之間與大腦傳遞路徑上的電子脈衝獲得絕緣，進而確保了大腦各處都能享有強勁而高速的連結。嬰兒的腦幹（呼吸、心跳、睡眠等基本功能的控制中心）幾乎完全髓鞘化，但大腦的其他部分則否。

在青少年期，大腦會啟動修剪的程序，前額葉更是修剪的重點。修剪聽起來好像不是什麼好事，但正是因為經過修剪，大腦才能獲得其特有的型態與功能（不精確的估計顯示，獼猴在成年前的幾年會以每秒五千個的驚人速度失去突觸），最終大約半數的神經元與突觸都會被剪除，且主要都集中在額葉。就在修剪進行的同時，髓鞘則會包裹住神經傳導通道並讓訊息傳輸加快。你可以將之想成一個原本有很多狹小巷弄的城鎮在經過一段時間後，建起了幹道與公路去連接起重要性高跟有很多人潮的熱門地點。這種不計成本的大手筆升級，主要發生在——沒錯——青少年呼呼大睡的時候。

事實上，兒童與青少年的腦部睡眠紀錄上就會顯示出修剪過程年復一年留下的獨特印記。修剪被認為發生在屬於深度睡眠的「非快速動眼睡眠」期。如我們會在第三章講到，較深的睡眠顯見於童年晚期與青少年初期，然後強度就會開始慢慢轉弱，而這種深度睡眠的減緩首見於腦部的下層區域，最終來到前額葉皮質。這顯示的正是腦細胞與連結數量的下跌——亦即修剪的成果。一項用腦電圖與腦部掃描進行的研究、在針對從十到三十歲的受試者測量過腦中的電子活動後，發現（由腦細胞構成的）大腦灰質（即皮質）活動會在實驗的第二個十年間顯著朝腦前端減緩，最終在二十五歲前後開始持平。

我們的大腦會在童年、青少年與成年初期形成連結、進行修剪、形成髓鞘。大腦的下層區域作為情緒、衝動與動機的根據地，會在發展早期完成連結。前額葉皮質——在腦的最前端，額頭的正後方——則會以非常緩慢的速度歷經修剪與強化，直到一個人的二十來歲，甚至三十來歲為止。這個區域所負責的功能包括遠見、判斷力、自我控制、計畫、情緒調節、自我察覺。在青少年時期，額葉與前額葉皮質會持續發育並強化它們與大腦其他部分的連結。最終這會讓大腦成為一個高度整合的系統，並賦予額葉與腦部情緒中心進行順暢溝通的能力。

青少年期的神經迴路有幾個特點：它做好了一切學習的準備、具有極佳的可塑性、尋求回饋，具有社交驅動的特性。這些特點如果發生在睡眠充足而健康的背景下，那就會是絕佳的優勢。隨著額葉發育成熟並完成了與大腦其他區域的連結強化，我們就能整合所有的創意與見解，就能更具有大局觀。我們會變得「更睿智」，會能由經驗中學習，會能做出更具有格局的決定。由此，在這風狂雨驟的青少年期捍衛好睡眠，有著無比的重要性。

為什麼青少年學東西這麼快？這有一部分的原因在於相對抑制型（上面寫著「停！」）的連結，他們擁有大量的興奮型連結（一聲「衝啊！」就會發動的腦突觸）。人在學習資訊與技能的同時，腦細胞就會集體發動功能，而假以時日，腦細胞之間的連結就會經由一種叫做「長期增益現象」（LTP）的過程變強。這些興奮型連結與長期增益現象放在一起，就會讓青少年化身為學習機器。相較於兒童與成人，青少年擁有最短的反應時間。在實驗室的研究中，青少年有超卓的記憶力表現（海勒玩撲克牌配對遊戲早就不是兒子的對手）。換成另外一種說法就是青少年擁有高度的神經可塑性，意思是他們的腦子具備條件可以改變跟成長。

在睡眠期間，大腦會吸收它在白天獲悉的資訊，加以分類，貼上標籤，然後進行長期性的歸檔與儲存。睡眠匱乏與學習過程之間存在若干種不同的互動，細節我們會在第五章詳述。動物研究顯示，受限或片段的睡眠會減少神經生成，也可能減少新腦細胞的成長與連結。比方說被強制只能用一眼看世界的小貓只要能給予大量的深度睡眠，就能夠回復正常的兩眼視覺。

這種可塑性，使得青少年成為了人生學習事物的黃金時期。時間的用法真的非常重要，因為你用的腦迴路會變強，你不用的就有可能被修剪掉。你是想提升你的三分球命中率、跑出更快的中距離成績、精進你的擊劍技術，還是想學習寫程式碼？練習加上睡眠將是你的成功方程式。

改善青少年睡眠，是讓他們享有心理健康、人身安全與學習效率的關鍵，但一天過一天，他們卻總是與一整晚能建設腦部、平衡情緒、雕琢神經的神奇效益失之交臂。只要想想睡眠能帶來的心理效益及它對國民健康與人身安全所代表的潛在意義——包括紓解心理壓力、減少潛在的暴力、避免交通意外——很明顯地一夜好眠對青少年、家戶與整體社會都有極大的利益。透過採行健康的校園作息、推動均衡的課業要求（這兩點都是第五章的內容），還有捍衛青少年在家中的睡眠權利（第六章），我們將能讓前述的驚人腦力爆發出來，並讓青少年不致孤立無援。這麼一來，這些孩子們就會看著眼前，覺得這是一個安全、有趣，且充滿希望與可能性的世界。

第三章

青少年的睡眠：風暴的全貌

麥克斯是個心思縝密又活躍的青少年，但他就是睡不著。雖然他的父母已經盡了全力幫他，但他還是忍不住要熬夜——他的腦子裡總是有脫韁野馬般的思緒，他的身體也總是感覺緊繃到難以放鬆。他試著聽些音樂，並用上了他母親建議他裝在手機上的有聲冥想指引，此外還搬出了他父親買給他的手錶來記錄睡眠品質。但即便如此，當夜深人靜全家都睡了之後，他還是會一顆心胡思亂想，就是靜不下來。他的爸媽擔心他真有什麼嚴重的問題，也擔心他熬夜的習慣跟睡眠時間太短會影響他的情緒。在要上學的週間，他會一早起來感覺如在五里霧中。週末如果不用練長柄曲棍球，他可以一路睡到上午十一點。

暑假一到，麥克斯就會去參加在外過夜的夏令營。他會把電腦、手機、健身手環等電子裝置留在家裡，跟兄弟姊妹一起前往森林。短短不到三晚，原本有失眠問題的這隻小夜貓子就睡得著了——應該說睡得香又甜。他會晚上十點前後就寢，在長夜中完成充電，然後早上跟著大夥兒輕鬆起床面對充實的一整天。這是怎麼辦到的？你如果覺得這是脫離了青少年日常的課業與忙碌，那種輕鬆感帶來的效果——那你就答對了一部分。不過那只是一半的真相，完整的事實是麥克斯的睡眠得以恢復正常除了跟心理放鬆有關，還有另一半的因素來自生理層面。麥克斯所經歷的，是我們稱之為「原始睡眠」的東西——在自然的情境下入睡，不受科技、光線、現代生活的方方面面干擾——由此他體內的生理時鐘獲得了重設。幾乎未費吹灰之力，他演化自人類祖先的各個古老睡眠系統恢復了同步，也放下了心中一塊大石頭。在這一章裡，我們會探索這一切是為什麼會發生又是如何發生。一旦你明白了這些自然睡眠機制是怎麼回事，你就會明白自己能如何善用這些概念，讓睡眠的力量獲得解放——就算是沒有參加過夏令營也無妨。

山雨欲來風滿樓

童年中期在睡眠的世界裡，屬於豔陽高照的春季。六到十歲間的孩子往往已經褪去了對睡前作息的抗拒，惡夢的頻率也開始降低，大部分學齡孩童都做得到一整天全力以赴地跑步、游泳、閱讀、進食後，等時間一到就自然而然地進入深沉而長度足夠的夢鄉。在這段期間中，良好的睡眠會變成許多家庭裡的常態，家長往往會忘卻這曾經是他們心中的大麻煩。

然後在青少年期間，各種壓力會開始累積，睡眠流失的烏雲開始籠罩起天際。而那，就代表孩子與睡眠的蜜月期已經難以為繼。

在國中階段，多數孩子會開始在健康的睡眠習慣上踩空。以十五歲為分界點，自此絕大部分孩子都已經有了睡眠匱乏的問題。一項針對十年級生進行的實驗室研究發現只要有機會，近半的受試者都會在白天陷入快速動眼睡眠——這是一種正常而言跟猝睡症相關的症狀。這些孩子只要有機會，就能在上午八點半時以平均三點四分鐘的時間打起瞌睡（但普通高中生此時應該要在考微積分才對）。疾病管制暨預防中心的一組資料顯示百分之五十七的美國國中生達不到建議的睡眠時數，而同一個比例在高中生身上更高達百分之九十三。

但在此同時，問題的嚴重性卻沒有得到普遍的重視。不少家長並未意識到他們的青少年孩子有多缺乏睡眠，更不了解這對他們孩子身心有多大的戕害。賀爾蒙的分泌、肌肉與組織的修復、神經連結的修剪與強化，沒有一樣不是趁著睡眠期間進行「夜間施工」。深度睡眠會發送休兵的訊號給身體的「戰／逃」系統。健康的睡眠會讓我們浸淫在多巴胺之屬的神經化學物質（代表回饋與獎勵）跟正腎上腺素（近似大腦的天然腎上腺素）的雙重沐浴中，讓我們往油箱裡加滿正能量。相較於夜裡，我們白天醒著的時候會有著比較高水準的壓力賀爾蒙在體內，整個人負擔是比較重的。青少年沒睡飽代表三件事情：他們沒得到充分的時間去修復腦部跟身體，他們體內的正向神經傳導物質會遭到壓抑，他們體內的天平會朝著長期性的壓力傾斜。沒睡飽，腦中如前額葉皮質等幫助我們調節情緒的區塊就會變鈍，無怪乎研究顯示即便是輕度睡眠匱乏的人都會變得比平日易怒、不穩定、悲觀。

有「安眠藥之父」稱號的睡眠研究先驅威廉·德門特（William Dement）曾形容睡眠會為生命的情緒配樂。睡得好，你的背景音樂就會顯得高昂而正向，你就能用幽默與樂觀的眼光去解讀旁人的行為與日常的事件；睡得少，你的背景音樂就會顯得暗沉，突然間旁人似乎都心懷不軌。生命一瞬間蒙上了負面與陰鬱的調性。

如我們在前一章所述，研究指出了睡眠不足與心理健康之間的緊密關係。英國近期一項針對青少年進行的研究，發現十五歲時沒睡飽的青少年會在十七歲與二十出頭時成為憂鬱與焦慮症狀的好發群體。確診憂鬱症的人睡得晚、容易半夜醒來，同時比心理健康者更常表示他們白天很睏。青少年的心理健康是個很熱門的話題，但睡眠卻大剌剌地在討論中缺了席。想有效地改善青少年的心理健康，我們就不能不處理睡眠問題，這是任憑我們怎麼繞，也繞不過去的。

在構成本書第一部的各章節中，我們探究的是青少年睡眠驟降的種種原因。這些原因，將提供我們切入點去促成改變，協助青少年收復這項身心健康的重鎮。我們必須要有所認知的一點是青少年之所以睡眠不足，是出於在這個階段相互重合也相互增強的多重因子。在本章中，我們要來看的是屬於內在的生物性因子。許多人並不知道，青少年具有的獨特腦部時鐘，會創造出一種不同於兒童與成人的生理節奏。由此他們會自然而然產生一種夜貓子的傾向，意即一天二十四小時對他們而言會順理成章地因為生物因素而往後挪動。在第四與第五章裡，我們會把重點轉到青少年失眠的外在因子——無所不在的科技、過早的學校課表、過重的學業負擔——是如何俯衝而下與內在的生物性因子聯手。這場由這些內在與外在因子創造出來的危機，就是知名睡眠學者瑪莉．卡斯卡東（Mary Carskadon）所謂的「完美風暴」。想把青少年的健康睡眠找回來，我們就得先理解這風暴是如何誕生出來。

睡眠對青少年具有的耀眼力量

你是否記得十來歲時的自己可以摸到三更半夜不睡，然後再一覺睡到上午——直到陽光從窗後傾瀉而入、鄰居的狗狗不安於室、家中的其他成員拿著鍋碗瓢盆在廚房裡乒乒乓乓？許多青少年對在午夜前爬上床都完全提不起興趣，但一早就算是防空警報也叫不醒他們。

青少年轉型為夜行性動物的理由是什麼？以前的人覺得那不是叛逆就是懶惰，但事實並非如此。這個問題的答案，得從青少年睡眠時鐘一種有趣的變遷說起，那是一種讓青少年的作息比我們其他人都晚的神經性變化。

關於青少年令人好奇的睡眠模式，我們現有的知識是從一九七〇年代起有所突破，而當時以研究工作帶領我們的兩支箭頭就是史丹福大學的瑪莉．卡斯卡東與威廉．德門特。為了調查睡眠在前青少年期跟青少年期產生了哪些改變，研究人員創立了史丹福睡眠營，並藉此啟動了一場為期數年的研究。以一群十／十一／十二歲的孩子作為研究起點，學者在白天籌辦了有如營隊一樣的活動，到了晚上就測量孩子們的睡眠指標。同一批孩子會連著好幾年趁暑假回到史丹福的校園，好讓學者能對青少年的睡眠發展進行縱向的觀察。

學者原本以為孩子們會隨著年齡增長而自然而然睡少，但事實卻讓他們嚇了一跳，因為結果跟他們想的完全不一樣。在研究的一開始，前青少年期的孩子平均會在規劃好的十小時睡眠中睡掉九點二五小時，而隨著他們年復一年回來報到，這個時間並沒有縮短。除此之外在年紀還比較小的時候，他們會在睡了九到十小時之後輕鬆愉快地自然醒來，白天接受測試時也表現得精神抖擻。但在成為青少年之後，他們卻不會在同樣的九個多小時睡眠後自發醒來，而得（在過了十小時後）被人叫醒，所幸他們醒來後的精神也還行。看著這些長成青少年的孩子愈睡愈久，結果資料似乎還顯示他們白天比早些年愛睏，實在是叫人想不吃驚都不行。

德門特博士寫道，他從睡眠營實驗早期斬獲的一項心得是前青少年的孩子在睡醒後是如此地神清氣爽。他形容那些孩子「就像小狗一樣噴發著能量；而夜間他們睡大約十小時」，並稱呼這階段是完善睡眠的巔峰。看著實驗室裡的測量結果顯示青少年白天時比他們小時候睏，卡斯卡東與德門特博士一開始以為青少年需要的睡眠長度比小時候多大約一小時，但經過想法的修正，兩人後來認為青少年精神較差是源於他們長時間背負的睡眠債（即便他們曾在接受實驗室測試的前一週收到要每天睡滿十小時的指示），至少這是其中一個原因。至於另外一個原因，則是我們一會兒就會談到的那股發育力量——也就是青少年睡眠作息會自行變晚的趨勢。

總之，青少年不分年齡，平均都是一天睡大約九又四分之一小時。自兩位博士的經典研究以降，整個青少年期的孩子都需要九到十小時睡眠的觀點已經在不斷追加的證據坐實下，不再需要懷疑。

這種非比尋常的睡眠需求，讓科學家與為人父母者都嚇了一套。在實驗室的研究中，學者見識到了青少年的身體會如何善用任何一個可以入睡的機會。在一項後來的研究中，卡斯卡東發現，在實驗室裡待了三晚的青少年在獲得每天十八個小時的睡眠窗口後，頭一晚平均睡了近十二點五個小時（這又是青少年在補眠的證據），到第三晚則睡了十點一個小時。多數家長向我們表示，他們也很驚訝自家的青少年這麼能睡。沒多久前才有一名老爸開玩笑說，綜觀整個暑假，他兩個十幾歲的孩子就跟貓沒兩樣——每天只有吃飯才會出現，其他時間都躲起來呼呼大睡。放假時，海勒親眼看著她家的青少年常常要睡滿十一個小時，然後還得人叫才醒。事實上，茱莉才剛成年的兒子也還可以每晚睡十小時。要是可以睡到自然醒，很多十六歲的孩子都可以比自己十歲的時候更能睡。

這些事實聽來令人吃驚，但仔細想想你就能明白這一切都很合理。我們已知腦部與身體會在青少年期歷經巨變，而且這些改變主要都發生在晚間入睡後。還記得你曾經多麼努力地讓你的寶寶按時間睡覺嗎？還記得你注意到你走路搖搖晃晃的孩子會亢奮到放電過度，於是就精心替他安排了就寢的步驟？我們是多麼在意小傢伙們能不能睡好，只因為我們知道他們的腦部正在爆炸性的成長。青少年期也是一樣。青春期的變化與腦部的重組，意味著青少年期跟之前的爆炸性發育期一樣，都是睡眠的重要性不減反增的時期。惟在此同時，我們卻看到近年來的估計顯示，普通的青少年會在上學日每晚少睡大約兩個小時。

逐漸縮短的睡眠時長

一九九〇年代一項針對國高中生的研究，發現他們平均的睡眠時間是七點五三個小時，未達理想的狀態但也離堪用的長度不太遠。到了二〇〇六年，這個差強人意的數據又再衰退了半小時。在一九九六到二〇一二年間共計二十七萬名國高中生經過分析後，每晚睡不到七小時的青少年比例出現顯著的上升，其中下陷最嚴重的年齡層是十五歲。到了十二年級，青少年平均上課日的晚間只睡大約六點五個小時。二〇二〇年一項疫情期間的調查顯示，高四生平均每晚睡六點四小時。

睡眠時間的一降再降，似乎是一種跨年齡層的現象。資料顯示比起二十世紀，現在的兒童普遍少睡一個半小時。在一九四〇年代，蓋洛普民調資料顯示美國成人平均每晚睡將近八小時，而如今只剩六點八小時。睡眠學者羅伯·史帝格德（Robert Stickgold）曾對《哈佛雜誌》表示：「我們正身處在歷史上規模最大失眠實驗中，沒有人可以置身於外。」

拆解青少年睡眠時鐘的密碼

我們既已了解青少年抓住機會可以多能睡，但即便對睡眠有如此強烈的生物性飢渴，青少年仍往往會比他們的弟弟妹妹乃至於爸媽都更晚睡。孩子從國中長到高中，他們平均的就寢時間也會從晚間九點變晚到晚間十一點或凌晨十二點，甚至有人會到了午夜才去睡。一名四個孩子的媽媽最近告訴我們說在週末或學校放假時，她正是個青少年的老大就會進入「吸血鬼」模式，從凌晨三點睡到下午三點。在新冠肺炎疫情期間，我們聽說有青少年熬了一整夜，天亮才睡幾個小時就要遠端上課，整個人還在床上昏昏沉沉。

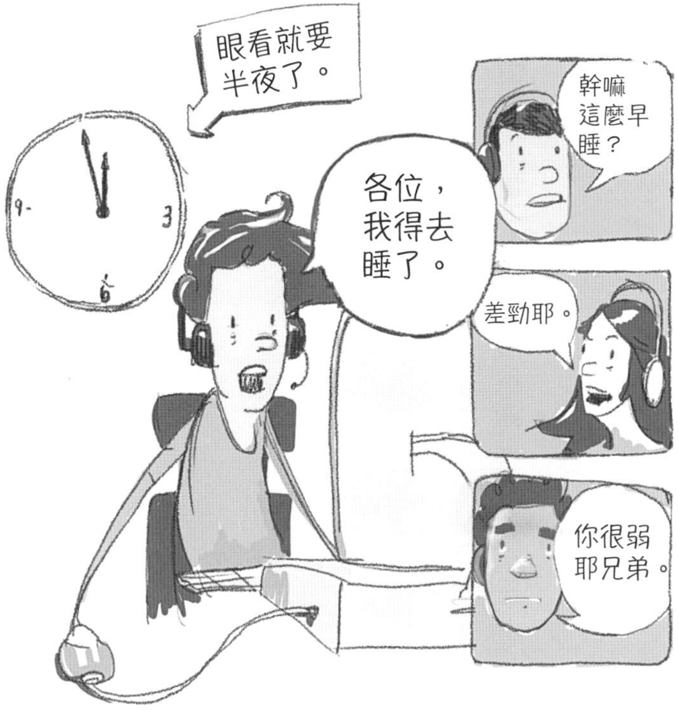
眼看就要半夜了。
各位，我得去睡了。
幹嘛這麼早睡？
差勁耶。
你很弱耶兄弟。

晝夜節律與「睡眠相位後移」：青少年腦部有其行進的獨特節拍

這種熬夜的傾向，是起源於青少年睡眠時鐘的挪後。為了認清這種改變，並搞懂這種改變如何影響我們的青少年，且讓我們來看看睡眠一開始是怎麼誕生的。對所有的人類而言，睡眠都是由兩個過程控制：晝夜節律與恆定睡眠驅力。釐清這兩種過程是很重要的，因為它們都會在青少年期有所改變。

晝夜節律是人體內的生物計時器，內含一種遺傳性的化學系統可以記錄時間，就像一種按自己的步伐滴答滴答的時鐘，為的是讓我們不忘記當下是一天當中的什麼時候。實際創造出晝夜節律的，是位於大腦下視丘一組叫做視交叉上核的神經叢集。這些腦細胞的叢集表現得就像是人體內的主時鐘——負責創造出週期為二十四小時的循環。視交叉上核會發出訊號給所有全身的細胞與器官，藉此來協調人體各系統的時鐘。心臟細胞有其時鐘、肝臟細胞有其時鐘，以此類推。主時鐘會負責讓全身不同組織的多重時鐘達成同步。消化器官的時鐘會知道我們大概在什麼時候吃飯，所以時候到了我們的肚子就會咕嚕咕嚕叫；神經系統的時鐘知道我們何時需要動起來，何時又需要關機。這些時鐘會影響我們何時疲憊、何時有精神、何時有創意、何時想吃東西，也會影響我們的體溫、新陳代謝與種種生理流程。

腦部的時鐘一判斷夜晚降臨，褪黑激素就會分泌，進而釋放出睡眠時間將近的訊號，為的是讓我們開始放鬆，累積睡意，好把身體的主控權交接給睡眠。到了生物性的早晨前夕，大腦會以訊號告訴我們「天亮了！」此時褪黑激素的濃度就會下降，可體松等其他讓人動起來的激素濃度就會上升，由此我們會變得警醒、有生產力、準備迎接新的一天。

關於青少年的睡眠時鐘，家長告訴我們的一二三事

艾默生要花比較長時間才能入睡，而我早上通常都得把熟睡中的他給挖起來。我注意到他最近需要的睡眠時間變長了。開始長那麼些鬍子一定很耗體力吧，我猜。

艾娃可以一直睡下去，除非她的偶像歌手哈利．史戴爾斯推出新MV，或是她不得不去上課或練習，不然就是我們叫她起床。

要是我不在七點半叫他起床，庫柏可以一路睡到中午。不過被挖起床後他也還是個不停咕噥抱怨的行屍走肉

暑假期間，雷斯會開始超級晚睡，通常上床時都已經是午夜或是隔天。然後他會在隔天中午或下午一點醒來。我們拚了命也改變不了他的睡眠模式。如今已回學校上課的他會晚上十一點睡著，而早上我們得在他房間裡放炸彈才炸得醒他。

小小孩的晝夜節律，也被稱為他們的內在時鐘，會叫他們早睡早起。大部分小小孩可以在晚上八點入睡，隔天早上六點就可以起來玩耍。但隨著小孩進入青少年期，他們會體驗到生物時鐘的自然後延。這並不是一種主觀的偏好，而是發生在化學層面上的事情。有研究測量了青少年體內的褪黑激素，結果發現其濃度在青少年的身上會比小小孩晚大約兩個小時上升（由此自然的就寢與清醒時間都會同步延後兩個小時）。這種晝夜節律後移的現象被稱為「睡眠相位後移」。睡眠相位後移已經被認為跟青春期的發動有關，也就是說是與青春期相關的某種神經與化學層面變化觸發了人體內主時鐘的時間遞延。這會導致大腦的步調變得不同，而從化學的角度觀之，這就是青少年的生物性夜晚被推遲了。這一點，是讓我們了解該如何去幫助青少年入睡的關鍵：比起小孩跟大人，大腦會告訴青少年要晚點去睡，也晚點起床。出於體內的化學變化（加上他們手上一堆要忙的事情），大部分青少年都沒辦法早睡到每晚穩定睡足八到十小時。由此七點四十五或八點開始的高中課程絕對跟睡眠匱乏拖不了干係。

睡眠相位後移意味著八歲小孩可能晚上八點就睏了，但青少年卻受限於身體條件而無法在十點前睡著。而這又代表青少年在生理上無法跟小小孩一樣早起。做家長的一定都知道小小孩傾向於早起，有時候六點甚至更早就可以看到他們在疊樂高或翻筋斗。事實上小孩年紀愈小，他們的一天就愈早開始。但隨著小孩進入青少年期，曾經的體操時間會被劃入生物學上的夜間。事實上如我們會在本章後面講到，清晨時分對青少年而言含有睡眠中強度與重要性都極高的階段，包括他們會在此時做夢——所以這部分的睡眠對青少年而言甚是要緊。這也解釋了何以就算有消防車在早上六點喔咿喔咿地呼嘯穿過他們的臥室，十幾歲的孩子還是可以無動於衷地繼續睡：根據青少年的睡眠時鐘，一大早對他們來說還是晚上。

晝夜節律

自從地球誕生以來，太陽就每天東昇西落，幾乎所有的生命型態都適應了日夜交替的節奏。這種晝夜節律叫做 circadian rhythm，其中來自拉丁文的 circadian 又可以拆成了兩部分：代表繞行一圈的 circa 與代表一天的 diem，重點是這種節奏可以幫助生物協調他們體內各種微妙生物系統的時間，讓各部位知道何時可以期待各種不同的需要。蜜蜂會遵循牠們內在的時鐘去造訪花朵，而花朵也會遵循它們的內在時鐘去「記住」何時要敞開花瓣，甚至是何時該散發出最濃烈的花香。

在人類身上，這種內在時鐘是很可靠的，只不過其週期不是剛剛好二十四小時。青少年與成年人的平均內在時鐘經過測量，是二十四點二小時，而這就意味著在沒有太陽的訊號指引下，人的內在時鐘會跑得比一天稍長。要是放著不管，青少年的內在時鐘就會在短時間內與現實脫節，到時候就算是日夜顛倒也不足為奇。所幸太陽加上各種訊號（這些訊號包括吃早餐、跟家人閒聊、體驗到黑暗，還有溫度的改變），便能聯手讓內在時鐘保持不脫軌。這些持續為我們校正內在時鐘的東西，叫做「環境同步因子」（entrainment），就是來自外在世界的它們在不斷維持內在時鐘的精準。你可能會覺得這內在時鐘還要一天到晚校準，實在太奇怪也太麻煩了，那我必須告訴你那其實是好事一樁。那意味著我們可以根據四季不同的日出日落時間與晝夜長度去調整自身的內在時鐘。而這也解釋了何以我們即便在不同時區間旅行，也可以在幾天之內把時差調整好。

但話又說回來，身為現代人的我們可以說濫用了這種內建的適應能力。我們不再隨四季更迭緩緩微調晝夜節律，而是在極度違反自然的時點上使出光線與活動等強烈的訊號，將晝夜節律徹底摧毀。這些不自然的力量會顛覆我們微調過的自然系統。我們隨隨便便就可以把內在時鐘耍得團團轉，好熬我們想熬的夜——在明亮的家庭照明下打電腦、刷社群媒體、玩電動。事實上，這種深夜的光線與活動會真真切切地衝高我們的壓力賀爾蒙。每當我們熬夜，我們的大腦就會天真地想要幫助我們，也許是因為它認為我們一定是遇到危險了（不然我們為什麼要三更半夜不睡？）而這又會觸發更多的焦慮與腎上腺素分泌，進而導致我們保持清醒，甚至導致我們失眠。

整體來說，對現代人而言，我們的白天不如人類先祖在演化路上見過的那麼亮，我們的黑夜也不如人類先祖在演化路上見過的那麼暗。事實上是差多了。所以我們不難想像我們（控制睡眠）的大腦會被搞得暈頭轉向。這就是何以我們苦惱的青少年麥克斯會在想睡覺的時候精神那麼好，思緒那麼清楚。但當他去到營隊時，陽光與黑暗會讓他重新與自然的睡眠系統同步。

我們的大腦有一種用來喚醒我們的設計叫「網狀活化系統」。這系統深藏於腦幹中，並有分支延伸到腦部的各區域。當我們睡飽並作息正常時，活化系統就會觸動多巴胺等神經化學物質，讓我們的腦部充滿正能量與幹勁。當這系統出了差錯，比方說因為睡眠不足或晝夜節律亂了套而無法順利運作時，人就會變得無精打采——生活就會從彩色變成黑白。

晝夜節律對人體健康的重要性之高，諾貝爾獎在二〇一七年把生理或醫學獎項頒給了三名科學家，以表彰他們發現了控制晝夜節律的分子機制。

我們對於早上或晚上的偏好有一個專有名詞，叫作「時型」，不同時型的人俗稱早鳥或夜貓子。大部分青少年都會歷經時型的改變而變成夜貓，這一點顯而易見。這些青少年與他們的父母都跟我們說過他們很難想像在晚上十一點前睡著，也很難起早。但也有為數極少的一小群青少年似乎是晨型人——如我們某個朋友的十六歲孩子可以在晚上十點入睡，並能輕鬆早起上學。這些晨型青少年長大之後，往往就是那些屬於早鳥的大人。惟對大部分青少年而言，對夜晚的偏好始於大約十二歲，並會在十九歲半（女生）或二十一歲（男生）達到峰值。在進入二字頭的年紀後，我們的偏好會重新朝晨間傾斜。這是一種廣見於全球不同文化圈的現象。事實上學者還測量了其他哺乳類在性成熟時期的睡眠相位後移，結果也呼應了青少年睡眠時間變晚的生物學本質，如獼猴、狨猴（拇指猴）、老鼠等都會在青春期前後歷經內在時鐘的後延。

現代環境正如何合謀圍剿青少年的睡眠

所以意思是，青少年過了晚上十二點還在打電動或跟朋友視訊，是正常的行為囉？那我們就應該任由青少年這麼做囉？畢竟這是他們生理時鐘的要求，不是嗎？這倒也不能這麼說。睡眠相位後移會將青少年的睡眠時間自然推遲，但光線、科技、課業與社交壓力會獵食這種自然現象，讓原有的遞延雪上加霜，最終讓青少年的就寢時間晚到不健康。環境因素會剝削並強化自然的睡眠相位後移，讓青少年偏離雖稍晚但正常的睡眠時間。為了讓我們的原始睡眠浮出水面，我們必須脫下虛擬實境的耳機，跟智慧型手機保持距離（如我們會在第六章討論到，我們必須在睡前與科技進行一小時的隔離）。整體而言，夜間的光照會說服大腦現在還是白天，所以睡意會延後出現。

光照會抑制褪黑激素等誘發睡眠的化學物質分泌。別忘了在數十萬年的漫長歲月中，人類的眼睛與腦部已經經過演化而會認定陽光代表白晝，而白晝就代表我們要對危險有所警惕，但如今電腦螢幕、手機光源，乃至於居家的照明，都足以發出等同於陽光的訊號。這些人造光源加上社群媒體、電動遊戲、視訊聊天的心理刺激，一樣樣東西都能撩撥我們的注意力，壓迫睡眠的化學機轉（螢幕與睡眠的問題會在第四章詳述）。

更大的壞消息是已有研究指出青少年對晚間光線的敏感度高於平均值，所以其睡眠時間受到的衝擊更大。十一到十四歲的「菜鳥」青少年已經實證顯示對晚間的光線有著難以想像的敏銳反應。事實上青少年新兵的褪黑激素已經證實會只因為相對較低的晚間亮度，就受到出奇的高度壓抑。這意味著年輕青少年的晝夜節律「特別好騙」——亮起的 iPad 螢幕或引人入勝的遊戲就辦得到。事情一旦到了那步田地，孩子就會真心不感覺累。這時他們就算硬睡，也只會在床上翻來覆去難以成眠。在很大程度上，這解釋了何以青少年睡眠在近年來呈現驚人的直線下墜，畢竟明亮的家庭照明與能讓人分心的電子裝置日新月異。

另一方面，晨間的日照引發了作息的「提前」，讓我們的晝夜節律跟生活行程變早，也讓我們晚上提早想睡。這些「延後」與「提前」的效應，是青少年與家長都一定要學會的事情。青少年晚上要減少暴露在（人為的）照明下，白天則要增加接觸光線（最好是日光），由此便能雙管齊下地保持腦部時鐘與自然的睡眠時鐘同步。做不到同步，睡眠時相就會如脫韁野馬般後移。你可以把早上的太陽想成是可放可收的馬具，它會不斷發出「前進」的訊號來刺激內部時鐘跟上學校的課表，但也會在某種程度上拉住內部時鐘不要失控。想來神奇，晨間的太陽竟然能啟動腦部的計時器，為大約十五個小時後的睡眠鋪設好場景。但這就是事實：晨間的太陽會讓我們晚上比較好睡。我們眼中負責設定晝夜節律的細胞對太陽最有反應，白天曬的太陽可以減弱晚上家庭照明對我們的影響。青少年醒來時，你應該讓他或她先去室外待一會兒。晴天時曬個五到十分鐘就夠，天氣不夠好就多曬會兒，但就算是灰濛濛的自然光，也勝過室內的燈光。要做到這一點，在日照較短的冬季有時不是那麼容易，有時冬天人醒來時外頭還是烏漆抹黑的，特別是上課時間早，所處之處緯度又高的時候。在這種狀況下，可能的解決之道有三種：第一堂課晚點開始、配合室外時間來安排課程（詳見後方「給睡眠優先學校的建言」）、設置可以模擬陽光的光源。

青少年可以試著大致遵守的一個晨間作息是在室外吃早餐、可以的話盡量走路上學、第一堂上戶外課（校方聽到了嗎？），週末上午十點前在室外或坐或散步或慢跑。晨光時間結束後，晝夜節律就會進入自身的節奏，光線讓作息提前的效果就沒有了。如果某個青少年的正常起床時間是早上七點，那其內部時鐘就會自七點開始的兩個小時內對晨光有反應，而正中午去曬太陽是沒什麼用的。晚上在家裡，調暗光線、關上電腦、收起手機等都是讓褪黑激素自然上升，讓人更容易入眠的關鍵。

宿營研究讓我們看到人類自然的睡眠潛能

想像一下我們的祖先隨日出與蟲鳴鳥叫而起，白天狩獵採集，然後在天黑降溫後自然產生睡意。細胞層級上的演化讓人類接受白晝與黑夜，也接受季節緩慢變遷的指引。而如今的我們雖然還是使用同一副身體跟同一套生物體系，但我們早已不像祖先那樣有天然的線索幫助睡眠：我們白天大部分時間都在室內開燈待著，而燈光不論就強度、顏色、角度而言都跟陽光大不相同，而且往往會一路開到晚間。時間排定十分精巧的日夜節奏，就這樣在現代生活的雜訊中被弄糊塗了。

科羅拉多大學波德分校的學者肯尼斯・萊特（Kenneth Wright）為了研究人體在回歸自然後的反應而設計、實施了一系列宿營實驗。在其中一個實驗中，參與者在沒有電燈、手電筒、個人電子裝置的狀況下度過了一個夏天的週末，期間他們僅有的光源是陽光、星光、月光與營火。在這躺短暫的自然之行後，回返的宿營者接受了唾液的檢測，結果褪黑激素濃度的上升時間比宿營前提早了一點四個小時。在另外一次實驗中，受試者在全年白晝最短的冬至期間去宿營了大約一週，控制組則一直待在家裡。在身處大自然的六天裡，他們也在毫無人工光源的狀況下經歷了漫漫長夜，最終宿營者的褪黑激素分泌時間提前了二點六個小時——更加靠攏了自然界的日落時間。在白天，這些宿營者獲得的日照量比在家裡以開燈為主的控制組多十三倍，而晚間他們的睡眠長度逼近十小時，比在家的控制組多二點三小時。令人驚異的是不論是夏天還是冬天的宿營者，其睡眠時間都大致呼應太陽的起落——這顯示人類的睡眠會去適應隨季節改變的晝長與溫差。研究晝夜節律的生物學者荷瑞修・德・拉・伊格萊西亞（Horacio de la Iglesia）與其華盛頓大學的團隊在阿根廷測量了兩個代代相傳以狩獵採集為生的原住民部落——一個有電可用，一個沒有——結果也在他們的睡眠中觀察到了類似的情形。有電的部落睡得比只靠自然光的部落少，但兩個部落都是冬天睡得比夏天久。這種季節性的適應性也可以在其他物種上看到：比起夏天，倉鼠與綿羊都是在冬天裡會維持較長時間的高濃度褪黑激素。

人類很可能也具備這種天然的機制，會在較黑較冷的冬月裡睡久一點，只是因為現代生活方式與人造照明的出現，我們已經跟這種季節彈性失去了聯繫。

睡眠的驅力：為什麼你上床了，你家裡的青少年還能再接再厲

講回到我們提過的兩種基本睡眠流程，其中的第二種便是恆定睡眠驅力。恆定睡眠驅力的概念很簡單：我們醒著的時間愈久，想睡覺的壓力就愈大。我們想要睡覺的壓力會在一整天當中持續累積，直到就寢時達到最高峰。具體而言，我們累積的壓力源是一種叫作腺苷的化學物質。腺苷作為燃燒ATP（三磷酸腺苷；人體細胞的能量載體）來產生能量的副產品，會在一天的尾聲（或更早，視我們的疲累程度而定）達到讓我們抗拒不了睡意的高濃度。我們會在睡夢時清除掉腺苷，緩緩在隔天早上之前讓睡眠壓力獲得紓解。如果沒有力量去節制它，那睡眠的驅力就會在白天一路上竄到睡眠的壓力鋪天蓋地，所幸有晝夜節律的機制會在白晝的尾聲以訊號為我們注入最後一股能量，讓我們可以保持清醒到晚間睡前。這就是何以我們往往會在午後發睏，但又在晚餐前精神一振，然後便可一路撐到睡前。這些由內部生理時鐘發出在白天尾聲的警醒訊號，會在睡前被收回，為的是讓睡眠壓力再度佔上風，好讓我們得以一夜好眠。睡眠驅力與晝夜節律如果能對準，我們就能好好睡一覺；這兩者要是對不準，我們就會兩頭不討好：半夜睡不好，白天精神差。

我們知道青少年的晝夜節律是延後的，但同樣在青少年期發生巨變的還有恆定睡眠壓力系統：青少年在白天累積睡眠壓力的速度慢於一般人，所以他們比我們都善於熬夜。對在學走路的小朋友而言，白天睡眠壓力累積得很快，快到午覺非睡不可。已經走很穩的小小孩要是白天都沒睡，那晚上絕對一碰就倒。但青少年就不是這麼回事了。較緩慢的睡眠壓力累積加上睡眠時相後移，意味著青少年的「第二桶油」可能從晚上九點才開始燒——他們會油門一踩繼續精神抖擻地想要念書、跟朋友打屁，或是滑手機、玩電腦。到了這個節骨眼，再要他們早點睡就顯得有點不切實際了。

至此我們已經可以看到各路內在力量是如何合謀讓青少年晚睡：內在時鐘的自然後延、對夜間光線的高度敏感、睡眠壓力的累積速度較緩。在這樣的基礎上，我們便不難看出何以外在世界與現代生活習慣會創造出睡眠的完美風暴，將青少年的睡眠推下不健康的懸崖。

青少年常跟我們說他們就是沒辦法早睡，而這往往跟社會性時差有關（稍後詳述），但這還有一項原因是青少年極難在生物性力量、學校的事情、社交、作業、燈光、科技等五花八門的刺激圍攻下放鬆入睡。我們難免會想就乾脆讓青少年被捲進風暴算了，但考量到睡眠不足的負面效應，我們其實應該振作起來，好好整頓一下夜間的燈光、手機電腦的螢幕、過多（跟玩樂一樣都是在電腦前進行）的功課，讓學校晚一點開始上課，把就寢時間提早並固定下來，還有幫助青少年在室外展開新的一天。

給睡眠優先學校的具體建言

我們的晝夜節律能夠開心滿意地維持與外在世界的同步，很大程度上靠的是自然而明亮的陽光。教室應該要盡可能最大化採光，課表的更動也應該要設法納入晨光來讓自然的力量協助孩子保持精神良好，並讓他們得以藉此完成內在時鐘的調節。學生應該要在戶外展開新的一天，為此學校可以安排體育之類的課程，替學生的內在時鐘按下啟動鍵，此外下課時間和課堂活動也要盡量在室外進行。早餐可以在戶外的餐桌上為之，或是校方可以把課堂討論或作文課安排在戶外，特別是以在上半天為宜。這麼做有助於學生保持上課時的精神良好，也有助於他們晚上早點睡覺。讓孩子一上午悶在教室裡不見天日，他們會接受不到有助於睡眠的生物性訊號，他們的內部時鐘會因此無法與外在時間同步。

給睡眠優先立法者的具體建言：永久性的標準時間

美國國會正在考慮讓永久性的日光節約時間入法。確實，每年兩次改動時間是很不健康的做法，確實應該去除（日光節約時間又叫夏令時間，即美國會在天亮慢慢變早的春初把標準時間調快一小時，入秋時再調回這一小時）。人類可以適應的是春夏秋冬的和緩更迭，而不是人為粗暴的調快調慢。

但是科學家也把話說得很清楚了：我們應該入法的不是永久性的夏令時間，而是永久性的標準時間。標準時間（也就是「正常」時間）較合乎自然的節奏，也相容於晝夜節律。對青少年而言，這是一個極其重要的問題。因為日光節約時間而實質提早開始的早晨往往漫長而黑暗，而這是很不健康的，因為大腦與身體都體驗不到晨光。在以高緯度的西雅圖為例，研究晝夜節律的生物學者就表示日光節約時間對有憂鬱症的青少年是重重一擊。

社會性時差：青少年體內的拉鋸戰

青少年的睡眠時鐘會循著生物性後移，但美國的國高中卻對此渾然不覺（或如我們會在第五章講到，他們可能不是「沒收到備忘錄」，而是在裝傻）。讓人更傻眼的，是許多高中的第一堂課比小學早，而這就對青少年的大腦造成了嚴重的問題，也讓他們每星期都會累積大量的睡眠債。另外一個同步出現的問題，是社會性時差。社會性時差，指的是晝夜節律與社交作息之間的落差。在要上學的日子裡，起床、上課、考試、吃飯的時間都與青少年的內在時鐘格格不入。（你可以聽到身體在抗議：你吃的是哪門子早餐啊，現在還是半夜！你幹嘛叫我算這題三角函數，現在是該我進入快速動眼睡眠的時候耶！）這就像我們短暫飛到不同時區時會需要適應幾天的飢餓、疲倦，或時間感混亂，並整體感覺到身體不大對勁。由內在時鐘控制的所有生理流程——賀爾蒙的分泌、心／肝等器官的運作——都會同步不起來，進而造成讓我們感覺不自在的壓力反應。

在週末，許多青少年都會回歸比較自然而從容的身體時鐘，同時他們也會嘗試償還一些週間欠下的睡眠債。如果一名少女週間睡七小時但她的身體需要九小時，那這就會導致她週末得背負共五天，總共十小時的睡眠債。不難想像她會在週末聽從生理時鐘的要求，不會太早睡但會睡得比較長——她會平均在六日兩天各多睡兩小時（另外的六小時睡眠債則累積到下一個禮

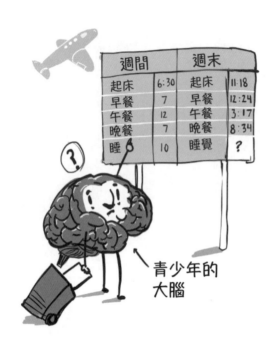

拜），但這就會讓她在週日晚上睡不太著，週一早上精神又不好。內部時鐘又一次被搞得暈頭轉向，怎麼也調不回來。這就像是讓我們的小孩每週出國兩趟一樣，每一趟都會被時差剝一層皮。我們到第五章會再細講，但過早的第一堂課絕對是社會性時差的最大戰犯。事實上，研究顯示第一堂課即便只是延後一小時，都可以顯著改善社會性時差，並在甚大的程度上增進學生的健康與福祉。

社會性時差的症狀

- 白天感到疲憊
- 體重（長時間）增加
- 難以專心／正常運作
- 消化不良

- 情緒變化
- 整體身體不適
- 慢性病
- 還有很弔詭的——失眠

睡眠債是不可能徹底還清的。睡眠債跟欠錢不一樣，你不能說哪天有錢了就一口氣轉帳過去。身體的耗損會在一次次睡眠匱乏的過程中持續發生，你不必然有辦法扭轉這些傷害。惟我們確實可以在一定程度上體驗到所謂的「補眠」——在前一晚沒怎麼睡或睡得很差之後好好睡它一覺——亦即人體內確實有某種機制可以接受人回補錯過的睡眠。也確實，我們會在終於能好好睡一覺之後感覺到變魔術一樣的神清氣爽。只不過整體而言，補眠依舊不是一種非常靠得住的概念，而社會性時差正是這一點的關鍵。

社會性時差會擾亂人體內的同步性，並造成嚴重的後果。大型的流行病學研究已經顯示出社會性時差一方面與身體質量指數（BMI）的增加有關，一方面會提升許多慢性病的風險，包括糖尿病與心臟的毛病。心理疾患如憂鬱症與躁鬱症也同樣被認為與脫軌的日常節奏有關。動物研究顯示了這種內在時鐘遭到擾動的負面效應，如作息被迫與其主時鐘脫節的老鼠（像是一天二十四小時被硬改成二十二小時）會表現出經典的憂鬱症狀。一天變成二十小時而非二十四小時的老鼠甚至會出現爆肥、體內賀爾蒙亂了套，還有腦部前額葉皮質的神經元流失等現象。

理想 vs. 足夠的睡眠

簡稱YRBS的青少年危害健康行為調查有一項穩定的發現，那就是每晚睡不到八小時的青少年是吸菸、呼麻、酗酒、濫交、嚴重自殺傾向、悲傷絕望、鬥毆、久坐、碳酸飲料過量、螢幕使用時間過長的高危險群。注意力缺失症（ADD）的症狀也會因為睡眠不足而增加。這些大大小小的事項，可以讓家長擔心不完——但這也說明了睡眠的力量。

跟成人一樣，青少年也有不同程度的睡眠需求——有些人睡得多，有些人睡得少。同一個人的睡眠也可能在青少年期如潮汐漲落。研究與臨床資料都顯示對大多數青少年而言，「理想」的睡眠長度是每晚九到十小時，而八到八點五小時的睡眠算是「足夠」。

人不分男女老幼都可以受益於穩定的作息，理由是我們的大腦與身體無時無刻都需要像指揮交響樂團一樣統籌複雜的細胞、組織、器官與系統。試想如果你就是那位指揮，結果弦樂部遲到、管樂部早退、打擊樂器到了最後才開始大鳴大放，你該怎麼辦？這樣的曲子聽起來不會像交響樂，而會更像是雜音、噪音。同理，人體內的基因與化學機轉也都努力在相互協作，但它們需要清醒、光線、飲食、運動、社交時間與睡眠等因子能配合得當。

年輕健康的受試者即便只是幾天沒睡飽或晝夜節律失準，你就能觀察到他們食慾變強、熱量攝取增加、身體發炎指數上升、血壓上升、晚間可體松濃度增加，乃至於腎上腺素與血糖濃度升高。

做不了夢的青少年

睡眠不足的青少年會每週累積十或更多小時的腦部建設怠工。確切這會如何影響青少年的健康福祉我們還未完全摸清，但有可能我們看到的只是冰山一角。睡眠被熬夜、早起上學、天氣造成的社交性時差等因素截斷的青少年，會同時顯現出許多行為改變，而這些改變看在我們眼裡就是各種問題：憂鬱、無動於衷、負面想法與感受，或是人際衝突跟家庭失和。我們不可能把這些現象推給巧合。

讓我們想像一下有名青少年可以盡情睡到爽：大部分人會從晚上十點或十一點開始睡九小時。一整夜下來，青少年體內的成長賀爾蒙會持續分泌，他們的身體會持續修復、成長與強化的過程。他們的腦部會過濾、轉移並儲存記憶，此外如清除毒素、修補肌肉、平衡情緒等過程也會同步在其體內發生。在一夜好眠後，所有睡眠時的動態工作都會大功告成，孩子也可以帶著滿滿的油箱展開新的一天，蓄勢待發要從事學習、接受挑戰，並會用正面的眼光看世界。在此我們的孩子就像有群史丹福大學的游泳選手一樣曾把睡眠時間延長到十小時，結果他們因此收穫了信心的強化、精力的提升、反應速度的加快，還有短距離衝刺時成績的進步（看過夏季奧運的游泳項目，你就知道短泳要進步零點幾秒甚至零點零幾秒是多困難的事情）。

所以如果鬧鐘在青少年睡飽前兩小時就響起，會發生什麼事情呢？要回答這個問題，我們可以看看睡眠在夜裡自然開展的過程。剛開始，我們的睡眠主要是縮寫為NREM的非快速動眼睡眠，也就是深度睡眠。隨著夜深，非快速動眼睡眠的比率會降低，簡稱REM的快速動眼期睡眠比例則會升高。時間來到清晨，我們會趨向於淺眠，此時我們會在睡眠中進入「夢境」（詳見第九十四頁的「睡眠架構」）。

青少年如果從晚上十二點睡到早上六點半，他們就會錯失理想睡眠總數的約四分之一，而且更糟的是，這種被截肢的睡眠意味著他們會錯失約半數的快速動眼睡眠，因為清晨時分主要是用來做夢的。

經常錯失ＲＥＭ睡眠的後果尚未完全為人所知，但我們有充分的理由相信這會格外傷害到青少年的學習效率與心理健康。或許是因為我們在快速動眼睡眠期的聯想格外不按牌理出牌，因此這階段的睡眠可以幫助我們提升創意，而創意可以讓我們有能力理解複雜的問題、發想出具新意的解決方案。睡眠中的做夢階段則對情緒健康極為重要。在快速動眼期，杏仁核與海馬迴等大腦的情緒與記憶中心會活躍起來，而夢境期的腦部運作則似乎有一部分是在回顧跟消化白天的生活經驗。人在睡眠時做夢完全不是在娛樂大腦或是讓大腦放鬆，而是想透過做夢來進行生活事件的分類、梳理與應對。學者已經發現在快速動眼睡眠被剝奪的狀態下，人會開始喪失自身的情緒羅盤——他們看人臉色會失準，解讀他人感受的能力也會下降。少了快速動眼睡眠，人會變得比平常風聲鶴唳、杯弓蛇影，覺得到處都是威脅而產生一堆出於恐懼的反應。我們若希望青少年活出希望、活得正向，我們就應該要嚴正看待他們每晚快天亮時失去了多少可以用來消化情緒的夢境睡眠，只因為他們被迫過早起床。許多青少年都可以在早上說睡就睡（搭過共乘的人應該都會知道我在說什麼），而在實驗室裡的測量結果更顯示，許多青少年會在一瞬間陷入快速動眼睡眠，就跟猝睡症沒有兩樣。這表示青少年的大腦想把主人拉回錯失的夢境。

睡眠的不同階段：睡眠架構

某種意義上，人在睡著的時候也跟醒時一樣忙。睡眠的每個階段都有其獨特且關鍵的角色，而每種角色都能促進人在不同面向上的身心健康與成長。睡眠的基本結構，或稱「睡眠架構」，而人在構成睡眠架構的不同睡眠階段中會歷經腦波與化學的巨變。

整晚下來，人類在睡眠各階段中的循環是以大約九十分鐘為一個週期（嬰兒的週期更接近六十分鐘），當中的各階段包括：

非快速動眼睡眠（NREM）

睡眠中我們的體溫會下降、肌肉會放鬆、呼吸與心率會放緩。非快速動眼睡眠作為睡眠的起點會帶我們從淺眠進入深眠。在非快速動眼期，腦波會比較規律、比較整齊。在非快速動眼期，記憶與資訊會從短期暫存被搬運到長期存放處，所以說這段緩波的睡眠有助於我們記憶的整合。要將人從深眠中喚醒的難度較高。這階段睡眠的一大重點，在於「修剪」，也就是去除腦中無用的連結，好騰出空間與能量來供給重要且常用的連結。在深眠中，人體會分泌成長賀爾蒙，而成長賀爾蒙除了有助於細胞分裂，也有建造跟修復組織的效果。在童年與青少年期，成長賀爾蒙在夜間的分泌量都會增加。在極端的深眠中，免疫系統會獲得強化。

「睡眠紡錘波」是發生在非快速動眼期一個很有趣的現象，它指的是在NREM的常態活動背景下出現腦波的驟升，而新證據很令人振奮地顯示紡錘波在記憶組成與認知功能上扮演要角。人出現紡錘波的頻率在青少年期會猝然拉高。多筆研究的資料顯示頻繁的紡錘波活動涉及大腦的智商、記憶與執行功能。一如睡眠的許多層面，紡錘波的確切功能是個引人入勝的研究主題——但有可能青少年的紡錘波強度呼應了他們的學習規模。睡眠的最後兩小時是紡錘波的高峰（沒錯，就是青少年常錯失的那兩個小時）。關於紡錘波，讓人想不到的另外一件事是它可以保護我們不被噪音吵醒。身為成人的我們不像青少年有那麼多紡錘波，所以說我們會因為地板一點嘎吱聲就醒來，而想吵醒青少年，我們卻需要那支如雷貫耳，在岸邊警告來往船隻的霧角。

快速動眼睡眠（REM）

在快速動眼睡眠中，我們會出現跟清醒時相似的快速與雜亂腦波。快速動眼睡眠是我們做夢的時間。我們的眼球會在眼皮底下來回移動——快速動眼睡眠這名字就是這麼來的。快速動眼睡眠的主要功能是強化腦中在白天使用過的連結——由此它對於學習也很重要。在快速動眼睡眠中，我們腦中的思想、感受、經驗、影像、記憶會共同被毫無章法地隨機取用，就好像大腦在回放以我們白天生活為主題的蒙太奇電影。夢境之功能性的其中一種解讀，是人類會用它去消化情緒、整合經驗、鞏固資訊，總歸而言就是在解讀生活。做夢也被認為可以餵養我們的創意，讓我們得以用新的方式去組合各種靈感。所幸除非是有特定睡眠異常，否則我們的隨意肌在快速動眼睡眠中並不作動，由此我們不用擔心自己會夢到哪裡就演到哪裡。

嬰兒有半數的睡眠都處於快速動眼期，而這一點對腦內新連結的建立十分要緊。非快速動眼與快速動眼睡眠的比例在嬰兒期是五比五，在童年期是七比三，青少年期則是八比二。

深度睡眠、成長與重塑

除了快速動眼睡眠以外，深度睡眠也具有極高的重要性。在深度睡眠中，成長賀爾蒙會被分泌到血流中。成長賀爾蒙在刺激細胞分裂與蛋白質合成之餘，也有助於組織修復所需要的能量供應。人體內肌肉等組織的建立與修復都少不了深度睡眠。成長賀爾蒙會在青少年的睡眠中爆發，而觸發成長賀爾蒙分泌的化學物質也同時會促進睡眠，所以睡眠與成長是會攜手並進的。而既然青少年需要大量的成長，他們需要大量睡眠也是剛好而已。

如我們在第二章所言，大腦的額葉——判斷力、洞見等高階腦部功能的根據地——會趁著青春期歷經修剪、強化，還有與腦部其他區塊的整合，而且這些腦部發展流程大都發生在青少年入睡後。事實上，青少年腦部的改變常伴隨著深眠強度長達數週的變動。這種連動具有十分值得玩味的強大意涵。這意味著睡眠的作用不光在於修復，也在驅動發展。青少年深眠時的異常腦波，已經證明與可見於思覺失調（前譯精神分裂）等精神疾患中的額葉修剪出錯有關。睡眠研究顯示，非快速動眼睡眠的深眠腦波似乎是先修剪與整合後腦，然後才會慢慢用幾年的時間將腦部重塑的進程推到前腦。這一點呼應了我們已知童年腦力會在進入青春期後展開轉型的過程，主要是前方的額葉區域會先完成連結的強化與效率的提升，而後推理與判斷等晚熟的腦力才會慢慢跟上。這些高階的思考能力需要多年的深眠才能慢慢開花結果，才能徹底發揮潛力。

隨著腦部的前額葉區域完成自身的強化以及與腦部其他部分的整合，青少年便能接連收穫智慧與情緒的平衡，前提是不能有長期的睡眠匱乏妨礙了這些能力的適切發展。一旦這些能力的發展遭到睡眠不足的妨礙，青少年便容易受到心理健康問題的襲擊。

深眠的另外一點重要性，在於它有助於鞏固記憶，這就是何以研究顯示在午睡或睡了一夜後，人會比較有辦法記住事情。這還說明了為什麼我們在考試前寧可把覺睡好也不要熬夜通宵。

所以對青少年而言，睡眠中的哪些階段最為重要呢？很抱歉我要說實話，而實話就是全部都重要。深眠是記憶與成長必備；紡錘波是資訊轉移與學習所需；夢境有助於創意跟心理健康（這些還只是睡眠的一部分好處而已）。總之不論你想苛扣睡眠的哪一部分，都一定得付出相應的代價。

如今我們既已了解了睡眠的基本，也了解了讓青少年睡眠時鐘得以跳動的內在生物性因子，我們就不難看出這些因子會如何被捲起到外在世界的天空中，並化為完美的風暴把青少年的睡眠偷走。在下一章中，我們會一起來看看螢幕跟科技是如何把青少年的夜貓特性當成突破口；至於在下下章中，我們則會來看學校是如何變成從兩面夾擊青少年睡眠的一大壓力源。這些探討會幫助我們了解青少年與家長可以如何拿回主控權來改善睡眠，也可以讓我們知道人師、校長與政治人物可以做出哪些改革來支持青少年。

給家長的客服時間：青少年睡眠上的疑難雜症

- 我家的青少年說他就算早早上床睡覺，結果也是躺在那裡睡不著。

這是青少年之間非常常見的一種困境，而且你家的青少年很可能沒有錯——他是真的不具備必備的「催眠」化學物質來幫助他入睡。十有八九，難以成眠的癥結都是社會性時差（內在時鐘與學校作息不同步，或是內在時鐘因為就寢或起床時間變動而遭到混淆）、早上睡太晚、早上沒曬到太陽，或是下午有午睡。另外一個可能的原因是他欠缺足夠的睡前放鬆時間或是例行的睡前儀式來誘發睡眠，結果導致他在睡前不久還接觸到亮光或心理的刺激，而這些都會妨礙他的身體放鬆並釋出助眠的褪黑激素。第六章的〈快樂睡眠者的五種好習慣〉裡有可以調整這些因素的辦法供有需要者參考。

- 我家的青少年從大約晚上十一點半睡到早上六點半，但她說她感覺不出什麼異狀。

許多青少年都不曾抱怨過睡眠不足，即便那是事實。這可能是因為他們比我們成年人來得有恢復力跟彈性，即便他們主觀上不覺得疲倦，睡眠匱乏仍會傷害他們的心理健康、新陳代謝、專注力、決策力、幹勁等等。記住，我們沒有誰可以很客觀地評估自己的睡眠匱乏程度。

- 我去睡了但兒子還醒著。我能如何幫助他準時睡覺呢？

如果家中有年輕的青少年，我們的建議是建立一個規律的固定就寢時間並徹底執行。我們觀察到家長普遍在孩子十二歲時就開始放棄對家中良好睡眠常規的堅持，而我們認為這麼做太早了。要知道，這種事此時還是應該由爸媽說了算。如果家中有的是高四快畢業的年長青少年，那您的做法就可以稍微不一樣，畢竟高四生已經是半個大人，應該要在睡眠一事上有更多自行掌控跟決定的空間。何況高四生的課業真的很重，你絕對不可能跟他們一樣天天熬夜。你可以考慮跟校方商討課業的上限（你可以點出功課不是愈多愈好），或者跟你的孩子老師談談如何不要完全遵守校方那繁重到不合理的作業要求。在第八章所提供的實例中，你會看到我們可以如何透過對話與各種辦法去傳達同理心、為不合理的事情設限，最終幫助你家的青少年找到他想把覺睡好的自發動機，那樣才能釜底抽薪。

- 我只覺得我兒子是隻夜貓子，就像我也是。我們會不會只是腦迴路跟早鳥型的人不一樣？

在某種程度上，沒錯。喜歡晚上跟喜歡白天至少在某種程度上是基因遺傳所決定——由此我們每個人都有各自的節奏。誰會在何時精力與創意源源不絕，誰又會在何時想要關機收工，都是因人而異。不過不變的事實是螢幕、手機、燈光、電動、作業，還有各式各樣人為的照明與活動，都會壓抑我們身體的自然節奏。所以一個有輕微夜貓傾向的人會一個不小心，就被壞習慣與環境一波帶走，變得晚睡很多。由於這個世界很不公平地朝早鳥傾斜，所以有夜貓傾向的人只能加倍努力顧好他們的睡前放鬆機制，並力行第六章會介紹的各種好習慣，因為不可諱言地只有這樣，他們才能讓自己的虧不要吃那麼大。

第四章

螢幕、青少年，與失落的環節

聽到以下這些問題，你會點頭的有幾題？

❖你會不會讓手機陪你睡覺？
❖你會不會半夜醒來查看手機？
❖你會不會拿著筆電在床上工作或寫作業？
❖你會不會先確認完社群媒體跟電子郵件後再起床？
❖你睡前的一小時會不會幾乎都在滑手機或平板？
❖手機會不會既是你睡前看到的最後一樣東西，也是你早上醒來看到的第一樣東西？

現代科技已經千絲萬縷地交織在我們的日常生活裡。皮尤研究中心發現百分之九十五的青少年擁有專屬的手機，且半數說他們幾乎隨時都在上網。身邊到處有可以上網的裝置——手中、口袋裡、背包中、伸手可及之處——現在感覺是理所當然的事情，但其實這種無處不能上網的世界，是非常新的東西，尤其對青少年而言。就算到了二〇〇四年，也只有約半數的青少年有手機，而且那些手機是真正的行動「電話」，只能打普通的語音電話跟傳陽春的文字簡訊，所以當時的孩子們還是會經常用家用電話跟朋友聊天。智慧型手機用超強的連網能力滲透青少年的生活，是從二〇〇八年開始的事情。到了二〇一一年，擁有智慧型手機的青少年比例已達到百分之二十三，二〇一三年達到百分之三十七，隔年二〇一四跳到百分之六十六，至於最新的估計已將近百分之百。

事實上，握住高科技裝置的手一直在變小。二〇一五年，八歲小朋友擁有智慧型手機的比率已經達到百分之十一。四年之後，這個比率幾乎翻了一倍，也就是說到了二〇一九年，每五個三年級生就有一個會在背包裡放著一支具體而微的超級電腦。絕大多數家長都說他們擔心孩子花在螢幕前的時間太多，無助的他們希望有專家可以告訴他們應該怎麼辦。

毫無疑問，智慧型手機、社群媒體、電腦遊戲、網際網路改變了地球上大多數人的日常生活。在我們一波波的新手爸媽中，螢幕的話題始終非常熱門，須知即便是小孩才八個月大的爸媽，都已經在擔心要如何在數位時代養育孩子。他們眼前盡是各式各樣可以連網的嬰兒用裝置，他們耳邊有七嘴八舌的意見討論著小孩幾歲可以開始追劇，同時肩負育兒之責的他們還會為了自己不斷為了手機分心而內疚不已。這樣的身教，已經能讓寶寶覺得手機是一樣很棒的東西，不然怎麼會身邊的大人都被它迷得團團轉。

我們身為家長的直覺，恐怕是對的——我們的擔心是對的。研究顯示今天的青少年正為比以往更甚的孤單、憂鬱跟焦慮所苦，而花在各種裝置上的時間愈來愈多，也已經被用來解釋心理健康問題的增加。讓．特溫格（Jean Twenge）身為聖地牙哥州立大學的心理學教授，大規模分析了青少年的資料組，並廣泛發表了剖析 Z 世代的行為論述。她的研究成果指向數位媒體所耗時間跟青少年福祉之間存在的整體反向關係。比方說，針對美國五十萬名八到十二年級生所蒐集的青少年資料顯示，在他們憂鬱症狀與自殺行為於二〇一〇到二〇一五年間顯著增加的期間（也就是手機滲透率飆高的期間），我們正好能看到他們花了更多時間在社群媒體與智慧型手機上，而這一點也與上述心理健康問題的罹患率成正比。在另外一份針對英美青少年共三個資料組的綜合分析中，特溫格與其團隊發現福祉與快樂的衡量指標在數位媒體「輕度」使用者身上最高，然後隨著發簡訊、使用社群媒體跟打遊戲的時數增加而穩定下降。自我傷害的風險因子也呈現相同的模式，以輕度上網者的風險為最低，然後逐漸朝著重度使用者升高，亦即上網愈多者風險愈高。回報幸福程度較低的青少年比率會隨著日均上網時間每增加一小時而上升百分之二十五。社群媒體的重度使用者表示自己不快樂的機率比輕度使用者高出百分之八十三。

這種種數據都讓人看了膽戰心驚，也因此螢幕會是我們為人父母的熱門話題。坊間不斷有對話在探討我們能如何幫助孩子善用科技，網站上與書店裡也信手拈來就有相關主題的文章意在指點迷津。

但在這個由科技與青少年領銜主演的故事中，我們發現少了一個環節——一股在發揮著作用卻廣受忽視的力量。這個失落的環節可以為我們解釋重度科技用量與憂鬱、焦慮等負面結果之間的連結。而一個天大的好消息是相對於對抗科技整體會感覺像是螳臂擋車，一點勝算都沒有，這個環節則是你絕對有能力去控制的東西。你只要保護好這樣東西，你也就保護了孩子，讓他們免於因為過度使用螢幕而得承受那令人擔心的後果。如果你已經猜到了這失落的環節是什麼，那你就已經摸透我們了。沒錯，我們說的就是睡眠。

研究已經將高時數的螢幕使用時間連結到情緒不良、行為問題、不健康的飲食等負面效應上。但如果你有細讀論文裡的小字，你就會發現許多研究還同時察覺了睡眠流失也是過度使用螢幕的一項副作用。像有一項針對中國學生進行的研究就顯示，過度使用手機在與心情不好有關的同時，也跟較短的週間睡眠與白天過強的睏意脫不了干係。

且讓我們複習一下睡太少的後果：情緒受影響、衝動控制力降低、幹勁低落、飲食失調、情緒失控——這聽來，欸，怎麼跟螢幕使用過多的後果差不多？這其實不用意外，因為過度使用螢幕會干擾睡眠，而睡眠不足就會導致青少年每天都得面對的那一長串老問題。

睡眠流失是沉迷科技的一項嚴重後果。很多人經常不把這當一回事，只因為在他們的觀念

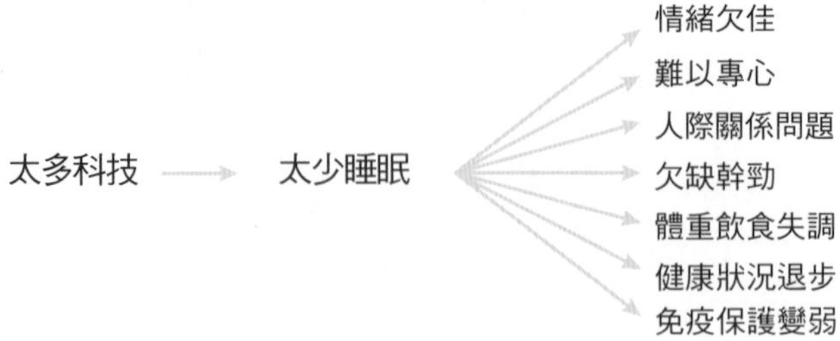

中睡眠是可有可無的「選修」，也因為他們並未真正體認到自己跟家中青少年錯失的那些睡眠對他們的腦部跟身體多麼重要。好消息是除了我們至此介紹過種種睡眠對身心健康的裨益之外，好好睡一覺還能實實在在地打破不健康的科技使用循環：近期一項研究在奧勒岡大學學者的推動下，顯示出十二到十四歲的年幼青少年若能在睡前少使用電子裝置，那他們晚上就能睡得比較多，白天的精神就會比較好，同時該研究還發現這會讓他們日後較不易受到螢幕的影響。睡得多，可讓孩子攝取到所需的「營養」來抵禦科技的衝擊：睡眠可以讓孩子獲致較佳的衝動控制力、更好的體能，更樂觀的人生觀，更多的好奇心，更多可供他們用來解決現實問題的耐性。這一切的一切都有助於他們產生動力去多花些時間在線下的人生裡。

從黑暗到燈泡，再到智慧型手機

睡眠可以保護我們的青少年，但科技卻從來不會因此就放過他們。科技公司每天絞盡腦汁在做的，就是要吸引青少年，讓他們留在網上，而這些攻勢一波接一波，永遠沒有盡頭。從陽春的電動，到讓人無法自拔的博弈模擬演算法，再到響個不停的推播提醒，還有能讓人忘了今夕是何夕的虛擬實境耳機——電子媒體真的是有值得人讚嘆之處，也難怪很多人會對其愛不釋手，怎麼樣也放不下來。這意味著我們必須理解科技如何影響睡眠，然後學著用好習慣在其四周圍起一道健康的邊界，免得讓科技挾持了對我們牽一髮而動全身的睡眠系統。我們不可能退回到提著燈籠打更的年代（就算可能我們也不想，我們也跟所有人一樣喜歡追劇），但智慧科技的使用絕對可以由我們主導。只要我們能以家庭為單位，發展出好的使用習慣，則我們的生活品質絕對有提高的空間。

家長的參與，有差

說起睡眠，家長的影響力遠比他們想的大。研究顯示家長與青少年的睡眠習慣間存在高度正相關，也就是說重視睡眠的家長也比較可能養出重視睡眠的小孩。隨著孩子慢慢長大，家長往往會鬆懈與睡眠有關的期待，而這也會導致孩子睡眠時數下降。但研究顯示若家長持續介入——持續根據設定好的就寢時間來「執法」——則睡眠時數受到的衝擊就可以降到最低。很重要的是在這類研究中，專家發現家長的參與對會在睡前大量使用手機的孩子有最強大的影響力。反過來說，會在睡前化身重度科技使用者的孩子最需要家長的介入與幫助。

讓我們倒退回一百年前，讓我們跟自家青少年可以好好同理一下自己身處的困境。究其本體，光線的引入在人類歷史的脈絡下是一項極其晚近的新現象：燈泡是在十九／二十世紀之交才問世。在那之前的幾十萬年間，人類都是在自然明暗的提示下入睡。那意味著人類的演化完全是基於日出而作日入而息的背景。從燈泡到智慧型手機再到此時此刻，在人類時間的尺度上只是短短一段。這就是何以說起睡眠這種基本人類功能，我們的腦部會很容易被搞得一頭霧水。我們腦中的史前睡眠系統是設計來遵循日落、日升、溫度與自然界的聲響，畢竟史前時代可沒有什麼電子光源、YouTube，乃至於社群媒體的通知。

燈泡與電腦電視等科技產物對人類睡眠的影響甚大。自從它們問世以來，我們就開始可以在生物性的夜間保持清醒，健康的睡眠就開始持續衰退。但真正讓這種衰退變成直線下墜的，還得算是網路與智慧型手機。在二〇一二到二〇一五年間，每晚睡不到七小時的青少年人數大漲了百分之二十二。我們的老朋友讓．特溫格在分析過這份資料後，點出了雖然作業、工作、課外活動等因子所佔用的時間在這幾年間基本沒變，但有件事確實發生了天翻地覆的變化，那就是持有智慧型手機的青少年躍居為多數。

所以說，科技究竟為什麼會影響青少年的睡眠？我們必須釐清這當中的機制，才能幫助我們的青少年做出能回復健康睡眠的改變。以下我們就來說說科技是如何偷走青少年的睡眠：

睡眠的化學機轉遭到抑制。如我們在前一章所言，包括人為照明在內的各種光線都會影響褪黑激素這種促眠化學物質的分泌。別忘了太陽一下山，人體就會解讀光線的消失是我們是時候進洞安歇，並任由睡意的海浪將我們淹沒的訊號。光線——不論其來源是螢幕或燈泡——會「晃點」我們的身體，讓我們保持在警醒的狀態，導致我們與身體的自然時鐘失聯，收不到應有的訊號。這種種光源都會讓我們脫離原始睡眠的軌道。壓抑睡眠最烈的光源是偏短波的藍光（波長較長的是紅光）。家用的燈光與螢幕的背光往往都含有大量藍光。

我們每個人都陷於此種困境，但青少年是受影響最嚴重的族群，這除了是因為他們跟螢幕綁得最緊，也是因為我們在前一章提過的那些生物性原因：晝夜節律後移、累積較緩慢的睡眠壓力／較高的熬夜耐受力、對光線警醒作用較高的敏感性。青少年體內的褪黑激素動輒就會被壓抑。這林林總總的原因都讓青少年更傾向於晚睡，而科技就抓住了這一點。自然狀況下會在十點鐘就寢的青少年，可能會因為科技的光源而變成凌晨一點才睡。家中的照明也有同樣的效應。居家照明會與裝置背光聯手拖住我們的睡意。

疫情封城期間一項針對義大利人進行的研究發現，九成的人增加了他們的電子裝置用量，而這也導致了他們的晚睡、晚起、睡眠品質下降，睡眠時間減少。

情緒與思緒受到擾動。讓我們的大腦在夜裡醒著的，不只是光線，而是還包括所有來自於科技裝置的心理刺激：各種可能性、領悟、挫折感、好奇心、創意、傷心、興奮，乃至於各種二十四小時來自社群媒體、遊戲與網路的腦部體操。就演化的角度來看，人腦並無能力因應如此源源不絕的刺激。戰／逃擇一的信號告訴我們的，是只要還有謎團待解或危險在轉角就別去睡覺，而這些已經幾千歲的腦迴路並不懂得分辨哪些是現實中的危機或威脅，哪些是生成於螢幕上的假象。不論我們是真正在逃離活生生的劍齒虎，抑或我們只是想要擊敗遊戲中的魔王，大腦都會告訴我們要繼續撐著，繼續醒著。

焦慮可以是睡眠的大盜。焦慮會悄悄潛入許多人的睡眠（然後失眠又會很沒天理地讓我們更加焦慮）。對青少年而言，焦慮的來源可能包括交友、課業壓力、金錢需求、人身安全等等。當然成年人也會有這些問題。在疫情期間，我們看到很多人失去了工作、親人與基本的安全感，而這些也都讓人的焦慮感升高。在我們提供睡眠諮商的執業過程中，慢慢開始有家長告訴我們：「感謝您幫我的孩子恢復了睡眠，但現在換成我睡不著了。」焦慮沒有特效藥，但我們知道經濟壓力與不確定性的降低會有助於家庭安全感的上升，而安全感就能帶來更好的睡眠品質。我們要先能感覺心安，才能睡得香甜。

說起要在睡前「斷網」並讓心歸於平靜，關鍵就在於放鬆、轉移注意力，或是讓我們的大腦「無聊」到覺得足夠安全跟冷靜，進而願意把主導權移交到睡意手中。這種安全感與相對的無聊感，其實對促進睡眠非常重要。第六章的〈快樂睡眠者的五種好習慣〉會告訴你如何建立睡眠泡泡——你在泡泡中會感到分外安全與放鬆。至於在第六章與附錄工具裡都會出現的「被動轉移注意力」，則特別適合難以在睡前舒緩的青少年參考。

追加的彩蛋……我們會流失睡眠的另外一個原因是學者所稱的「置換」——我們把原本可以拿來睡覺的時間花在裝置與螢幕上了。或許是為了再看一集、再破一關、再解一題，我們就這樣被拖入內容的河流中，然後時間就這樣過去了。順流而下的我們就這樣揮別在岸上的就寢時間，任由科技的激流把我們沖走。等我們終於從科技的洪流中上岸，理想的入睡時間早已過去不知道多久。在夜已深但我們還醒著的狀態下，我們的理性判斷能力會下降，結果就是我們這夜又會熬得更晚。

疫情期間的睡眠與科技

從很多方面而言，新冠肺炎都是青少年睡眠一次很有趣的實驗。由肯尼斯・萊特、荷瑞修・德・拉・伊格萊西亞（第三章）與席琳・維特（Céline Vetter）等人共組的科羅拉多大學波德分校團隊比較了校內大學部學生在二〇二〇年初（居家前）與年底（居家後）的睡眠狀態與模式。在居家期間，科大學生睡得晚、每晚平均能多睡三十分鐘，週間與週末之間的社會性時差也變得比較不明顯。國高中的家長跟我們分享了一些居家的利弊。疫情初期的一種主流體驗是居家的青少年會按其自然的生理節奏睡得比較多，比較晚。

此外家長與青少年也都因為早上少了通勤的壓力而鬆了口氣。但隨著時間慢慢接近年底，我們也開始聽到另外一種聲音。此時冒出來的故事是青少年過於晚睡、過量使用科技，並且花太多時間宅在房間裡（日常的儀式感被打破、日照減少、晝夜節律得不到刺激）、壓力升高，甚至某些人的睡眠時數不增反減。確實根據非營利組織「挑戰成功」（Challenge Success）進行的調查顯示，在二〇二〇年秋，十二年級生的平均每晚睡眠長度只有六點四小時。百分之二十三的受訪者表示他們睡得比疫情居家前多，說自己睡得變少的反而有百分之四十三。

換句話說，疫情對睡眠而言是憂喜參半，但可以確定的是焦慮感與科技用量的增加極可能造成許多青少年在居家期間的睡眠減少。所幸要抵銷這些由疫情誘發的重度螢幕依存，辦法是有的。在可能的範圍內，校方可以將習題跟閱讀資料的電子檔換成老派的紙本跟講義（讓學生在月底繳回以重複利用）。少盯著螢幕，就等於坐姿會變好（你不覺得家中青少年有點駝背嗎？）、飲食會正常、家人之間的溝通會增加。喔對——我們怎麼忘了——睡眠的質與量也會提升。

科技會創造出「心流」。前述的時間「置換」理論，正日益成長為一種科技竊取睡眠的康莊大道。說起大家花在科技上的時間已是空前的多，花在睡眠上的時間則相應變少，不是沒有原因的。遊戲設計與演算法愈來愈能讓我們進入心流並留在其中。心流是一種陷入某種活動中的沉浸體驗。一旦進入心流，你會感覺到時間被扭曲到我們無法精確感受實際過了多久。你家的孩子是不是驚呼過，「我才剛開始！」但其實他已經打了兩個小時。這就是心流，並且某些孩子格外善於進入心流。關於科技產品影響青少年睡眠的機制，已經有澳洲福林德斯大學（Flinders University）學者麥克．葛拉迪薩（Mike Gradisar）進行過多年的鑽研。他的研究顯示某些青少年會特別容易入迷而體驗到心流，而這就極有可能導致他們決定不關機也不睡覺，就是要把遊戲進行下去。葛拉迪薩認為「科技對睡眠的影響，會因為特別沒有抵抗力的人（因為具有容易進入心流等人格特質）遇上貪婪的科技業者而被放到最大」。

遊戲的心理與神經化學力量

為免有人覺得有件事還有爭議的空間，我們想開門見山地先把話撂下：遊戲開發商恐怕並不在意青少年的睡眠與心理健康。事實上正好相反，他們會刻意設計出有神經化學力量的遊戲讓青少年欲罷不能。由此我們很難苛責青少年，因為那種內建於社群媒體與遊戲中可以催動多巴胺分泌的刺激，任誰都會很難抵抗。某些遊戲業者所從事的內在腦部操控，完全可以被定性為惡意之舉。特定看似無害且「適合兒童」的手遊，其實根本是換了一張皮的賭博遊戲，因此對容易在圈套下染上賭癮的兒童具有極高的危險性。遊戲內的商品推銷、宛若買福袋一樣的「抽卡／轉蛋」設計，還有先給甜頭嘗然後就慢慢吊起胃口，好給兒童覺得「下次我就會中獎！」的獎勵機制——這些都是遊戲透過演算法要勾引玩家上癮的手段。無怪乎這些做法有一種名符其實的稱號叫「武器化的行為心理學」。

家中青少年需要外部協助的徵象

我們許多人都知道自己使用科技的習慣不太好。我們可能會閒來無事就不自覺地使用起科技，可能會任由自己被社群媒體餵食最新消息而不曾有目的地去主動搜尋來自可信來源的新聞，可能會被各種平台與內容啟動情緒的開關，也可能偶爾感覺被綁在我們的手機上。然而等我們出門旅行、把手機平板留在家裡，或是以某種方式打破習慣後，我們就會感覺好些。只不過對某些人而言，這種快速的「重啟」並不容易做到。無法輕易戒除的高度成癮現象會大幅降低個人生活品質、影響基本生活能力、使人脫離現實、損及人際關係、嚴重妨礙睡眠，往往需要專業人士的介入。如果你家的青少年也屬於這種人，那事不宜遲，你最好盡快請你的小兒科醫師把孩子轉介給信得過的專家。要知道你家的孩子需不需要專業協助，你可以觀察他是否：

- 沉迷網路，大半天都在上網。

- 一離開3C就表現出焦慮、憂鬱、暴躁的症狀。
- 成績出問題，上課放空或打瞌睡。
- 對以前的嗜好失去興趣，寧可上網也不跟朋友出門玩樂。
- 偷偷上網或謊稱沒上網。
- 用上網來逃避負面情緒。
- 忽視個人衛生。

智慧型手機是新的泰迪熊

我們既然知道了科技會干預睡眠，也就可以明白何以跟3C共處一室並非明智之舉。但我們大部分的人也不會因此就懸崖勒馬。四分之三的兒童跟近九成的青少年都會在睡眠環境中擺放起碼一支3C產品，且睡前會使用者占多數。超過三分之一的國高中生說他們夜裡起碼會醒來一次檢查通知或與人互動。我們跟許多青少年談過，他們都要嘛會把手機放在枕邊入睡，要嘛會打簡訊打到睡著而不會主動在睡前把手機放下。

不令人意外的是眾多研究已經將睡眠障礙連結到螢幕的使用上。就寢後身邊還有手機開著的青少年，睡眠時間比夜裡不使用 3C 的同儕少將近一小時。事實上，只要臥室裡有多媒體裝置（即便不使用），就會影響睡眠品質。這種螢幕／睡眠的共生關係是連最小的小朋友都無法倖免的現象：學齡前兒童如果晚上看電視或是在他們的房間裡有電視，那他們整體的睡眠長度就會比較短，出現睡眠問題的機率也較高。有一項針對泰國嬰兒進行的研究發現，在晚間七點之後接觸到螢幕媒體的寶寶會比沒有這種接觸的寶寶少睡半個小時。一項文獻研究在回顧了一九九九到二〇一四年間六十七篇關於電視、電腦、電玩、行動裝置的文章後，發現整體螢幕使用時間愈長，特別是晚間在螢幕前待得愈久，個體的睡眠時間就會愈短，就寢時間也會愈晚。在這份文獻回顧中，百分之七十六的研究顯示看電視與睡眠變短之間存在著某種聯繫，但百分之九十四的研究發現電腦與網路使用跟青少年所得睡眠長度之間存在顯著的關聯。在其中一項研究中，那些說他們經常或總是在睡前出於社交理由使用網路的人會比同儕少睡五十一分鐘——這已經是整個睡眠週期裡的一大塊。一項針對國中生的研究發現，晚間多使用螢幕一小時，他們在十點或以後就寢的風險就會變成原本的三倍多。近期一項針對英國大學生的研究發現，深夜使用手機者有三倍的可能性會出現問題性或成癮性的手機行為。一項針對法國青少年進行的研究發現，睡眠匱乏的青少年較可能把 3C 放在房間裡，且悲傷跟焦躁的感受會在睡眠匱乏的青少年之間更為普遍。還需要我們繼續嗎？

韓國的高中生經常只睡五、六個小時，而它是全世界網路普及度名列前茅的國家。學者發現對當地的學生而言，更多的螢幕使用時間指向較短的睡眠、較差的學業成績，還有更多的心理健康問題。每天花費這麼多時間在學校、念書、螢幕上的韓國學生，不意外地有九成五表示他們運動不足，三分之一的人說他們在學校體育課以外完全不運動。事實上，韓國醫生發現有很誇張的青少年案例前來尋求關於螢幕上癮的專業治療。所謂的「戒斷營」，就是要幫助青少年拔掉充電線，重新找回他們睡眠與心理健康。韓國的衛生專家已經警告過要是美國再不有所行動，這種公衛危機下一個就會找上他們。中國政府為了捍衛孩童的身心健康，頒布實施關於電玩的限制規定：十八歲以下的未成年人只能在每週五、週末與假日玩一個小時的電動。

凡此種種所代表的是科技是個強大而低調的睡眠小偷——多管齊下地延誤並干擾青少年的睡眠——而失眠正是科技與心理健康之間一道被人遺忘的失落環節。少睡三十到六十分鐘，就會使前額葉皮質的活動量降低，而這就意味著孩子在學校的思考會不夠清晰，注意力會不夠集中，同時他們做出錯誤決定的機率也會升高。他們原本可以很銳利的專注力會變鈍，靠創意解決問題的能力也會受限。失去這一小時的睡眠會刺激孩子的情緒腦，讓他們更可能感覺到壓力、焦慮與對世界的悲觀。

強大的科技會讓我們做家長的非常頭大，它們像是一群自己找上門的不速之客。我們可不記得自己有敞開大門請科技來作客，或至少我們覺得自己可以隨時叫它們滾，但事實是它們好像已經在我們的家裡落地生根——讓人又愛又恨。得知科技影響孩子睡眠與健康，我們會在挫敗中感到憤憤不平：為什麼香菸、電子菸，或藥商必須對做青少年的生意負起責任，而科技公司卻可以肆無忌憚地勾引並收割這批小韭菜？科技巨擘彷彿可以對我們的青少年為所欲為。

我們絕對有能力用我們所選而不是用被塞給我們的方式來使用科技產品。在這股持續演化的力量周遭圍出界線是我們能力範圍內的選擇，也是我們可以用來保護孩子睡眠、健康與幸福的強大利器。

實用的步數：揪出你身邊的「睡眠小偷」

根據我們前述的理由，居家照明、平板電腦、智慧型手機、個人電腦，全都有能力延誤或干擾睡眠。明亮、拿得很近，還有發藍光的電子裝置都有抑制褪黑激素並耽誤入睡的效果。有能力牽動情緒、具戲劇性、引人入勝，或會開啟更多問題的互動式娛樂，會讓我們在情緒擾動中遲遲無法入睡，而這就是一種睡眠時間被置換掉的過程。抑或這類娛樂會單純導致我們在身體明明想睡的時候醒著。如電玩就會讓我們保持在心流的狀態中。

基於上述的理由，改變使用螢幕的習慣是我們可用來改善睡眠的強大武器。在第六章裡，我們會更詳細介紹你身邊的睡眠小偷，以及你可以用來與其周旋的三大招，也就是固定的放鬆作息、就寢作息與晨間作息。惟在重點是螢幕的此處，我們只須知道想透過改變作息來促進健康的睡眠，螢幕絕對是重中之重。如近期一項針對青少年進行的研究就發現，我們只要連著一星期叫孩子在睡前一小時把手機收起，就能讓他們多少提早關機，提早關燈，多睡一點。

這是因為很多人並不清楚的是，睡眠的流程早在你躺上床之前就已經開始。睡眠從你躺下前的一到兩小時拉開序幕，因為你的內在時鐘會於此時敲下放鬆開始的響聲，你的睡眠化學機轉也會於此時從幕後走向幕前。但螢幕會於此時跳出來妨礙睡眠的開局——讓主秀延後幾個小時上演。想保護睡眠，就要保護睡眠的開局，而這個睡眠的開局，就是你的放鬆程序。我們在此有幾個放鬆時該做跟不該做的事情：

正	誤
看電影（限無腦片）	打電動（具有互動性）
用電視機看電視（要拉出距離）	在筆電上看電視（近在眼前）
開燈看書（紅光）	開燈看書（亮光）

被動接受的娛樂，像是看電影，比較不像刷臉書或看 YouTube 那樣會激發你身體的化學反

應，主要是後者會給人一種掉進兔子洞一樣去探險的感覺。看臉書或YouTube屬於互動式的活動，而互動式的活動會在深夜裡引進問題、疑惑或憂慮到我們的腦子裡：我有辦法進入下一關嗎？我不確定自己能否趕得上期限……我拿得到好成績嗎？我看我還是再多考慮一下好了……我的朋友現在都在幹嘛？互動式的活動讓我們欲罷不能，我們既做不到斷捨離，也就沒辦法讓身體入睡了。

很多人會聽音樂來助眠，但讓我們很多案主感到意外的是，聽音樂其實會造成睡眠品質下降。聽音樂之所以不是個很推薦的助眠活動，理由很多。音樂太容易引人入勝，而且會撩撥人的情緒，所以人不太會因為聽音樂產生睡意——畢竟音樂本身就是一種情緒性的存在。另外音樂常常是播放在也可以上網、玩遊戲、傳訊息甚至從事更多活動的電子裝置上。綜合這些原因，聽音樂就是通往另外一個世界的渠道。最後，就算我們真的聽音樂聽到睡著或發睏，音樂播完時的頓挫感也可能讓大腦在下半夜感覺到困惑（欸，音樂怎麼停了？），屆時我們就有醒來的風險。對需要借助外力來放鬆、靜心跟入睡的青少年而言，我們推薦某種冥想或舒緩心靈的工具（見附錄），而如果這些東西對你無效的話，那你也可以嘗試看看被動的分心工具（詳見第六章）。只要運用得宜，音樂可以是一種很好的被動分心工具。你可以先對被動分心工具有進一步的了解，再來判斷音樂於你究竟是不是一種好的選擇，或者你還有沒有更好的放鬆之道。

給青少年的實用建議：每天攝取維他命「C」

青少年會黏在手機上，就連睡覺也要把手機放枕頭上的其中一個原因，就是他們非常重視與朋友的聯繫。當青少年無法跟一群死黨泡在一起的時候，手機就成了生命線一樣的存在。而雖然研究已然顯示社群媒體並非實體社交很好的替代品，但如果這種需求到了晚間都還沒被滿足，那他們就會對與友人的聯繫變得非常飢渴。守護住青少年與心理學家朗．塔弗（Ron Taffel）口中「第二家庭」間的一點休閒時間，是很重要的事情。讓他們有與「人」相處的時間，可以讓他們更容易在夜裡適時與手機斷捨離。從放學後或晚餐前讓他們跟朋友「鬼混」一下，就像讓他們補充維他命C，只不過這裡的C代表的是connection，也就是人際連結的意思。茱莉的兒子在念高中的時候，他們家有一處整理過的車庫，而那裡就是讓他跟朋友可以泡在一起的基地。剛開始，茱莉會不時帶著披薩或找個理由去看看他們在幹嘛。等他大點之後，她就咬著牙不去打擾孩子們了。因為兒子很顯然需要這一塊他跟朋友的空間，同時也需要母親的信任。

有社會責任感的設計在哪裡？

很重要所以要不斷重申的一點是，圍繞著螢幕的行為與習慣固然會干擾睡眠，但這卻不是家長或青少年的過錯。我們聽到許多家長說他們因為沒能好好管理孩子的螢幕使用時間而感覺到內疚，但科技業的公司與個人在設計遊戲與媒體平台的時候，就是故意要讓我們的孩子上鉤並無法自拔，就是存心要消費他們，所以真正的罪魁禍首是這些科技業者的用心，而不是父母或孩子經不起考驗或犯了什麼錯誤——社群媒體等數位平台在設計之初，就鎖定了大腦的獎勵回饋系統，而孩子們在這一點上又格外脆弱。作為兩個孩子的爸爸，華裔企業家兼慈善家楊安澤（Andrew Yang；曾於二〇二〇年參與美國民主黨總統初選，並提出基本收入制作為重要政見）曾一針見血地寫道：「此時此刻，家長的利益與科技業的利益產生了正面的衝突。他們可以把我們的注意力變成錢，我們的時間就是他們的利潤來源。照業者的說法，智慧型手機的成癮性是他們特意賦予的性質，而不是產品設計出了什麼差錯。」

他主張自動播放等看似不起眼的功能應該要在兒童媒體上接受管制，否則在 Netflix 與 YouTube 等平台上的節目內容就源源不絕被餵給未成年者，完全不會有自然告一段落的時候。曾在谷歌擔任過設計師且因為紀錄片《智能社會：進退兩難》（Social Dilemma）而為人所知的崔斯坦．哈里斯（Tristan Harris）形容社群網路與網站的成功指標是點擊數、滑動次數，還有瀏覽時間，至於上網者的生活能因此得到何種正面的價值則不在業者的考慮之列。他指出業者與設計師有絕對的權限可以改變這一點，而使用者（家長）則可以要求這些科技必須圍繞著價值的增進來發展。與其覺得自己是個失職的家長，我們應該要把責任放回到負責設計網路的業者身上——尤其是在跟兒童與青少年有關的議題上。選出會為這些議題發聲且支持追究企業社會責任、鼓勵企業從事良善設計的民意代表與政治人物，也是我們可以做的事情。此外我們可以用購買行為支持特定的平台與遊戲，鼓勵他們為使用者創造正向的價值，並讓家長與青少年可以更順手監視並管理使用的過程。Netflix 與 YouTube 等媒體業者理應讓家有兒童的父母能夠建立篩選過的播放清單，而不要自動提供一大堆推薦連結（外加沒完沒了的自動播放）。家長與孩子需要能更輕鬆地去選擇自己想看什麼，而且還不用擔心看完後被各種推薦轟炸。這是一種分享給孩子會對他們很有幫助的見解，因為他們會因此成為聰明的消費者。讓你的孩子知道演算法、科技業者、社群媒體平台等存在都是設計來讓他們上鉤並無法脫身——好賺他們的錢。一旦有了這樣的認知護體，孩子們就能對科技發展出一種比較健康的態度。你可以對他們說：「YouTube巴不得你能為了看影片而整夜不睡。」

用四字訣 F－O－N－D 來相親相愛的一家人

好的，各位家長，我們反躬自省的時候到了，因為我們管理自身3C的模樣，就是青少年面前的好榜樣（當然也可能是不良示範）。要是家長沒辦法說到做到，那他們有什麼立場去要求孩子不要在進入睡眠時間或空間時使用科技呢？小小孩與青少年會（經常在潛意識中）效法爸媽的行為，所以要是你與手機形影不離而且總是為了手機分心，孩子都會看在眼裡並開始學習。但如果你堅持住基本的底線及良好的螢幕使用習慣，那這些表現同樣會讓一家人耳濡目染。除此之外，這樣的身教還會讓孩子接收到一樣訊息：睡眠與身心安適比什麼都重要。

現階段家長在這一塊上還有進步的空間。大多數家長都說他們入睡時手機就在身旁，且大約四分之一的人說他們半夜會醒來檢查手機。你要是拿爸媽的螢幕使用行為去問孩子，很多孩子會嗤之以鼻地說老爸老媽也是手機不離身，跟他們講話都不理人。半數的青少年說他們的爸媽或照顧者只顧滑手機，找他們談事情都心不在焉。

多數家長都知道要對自己的寶寶或小小孩噓寒問暖，但我們有所不知的是青少年也同樣需要關心。每當我們眼珠子黏在螢幕上，當他們叫好幾次我們都沒反應，或是當我們一有空就拿起手機，一副手機比現實人生有趣得多的時候，他們都會看在眼裡。我們的目光與傾聽，可以讓孩子們卸下心防。我們的關心會讓孩子們感覺被看見、被認可、被了解。這一點不僅適用於「嘿，媽，我有事要跟妳說」的那種大場面，而是我們時時刻刻每個細微的分心瞬間都逃不過青少年的法眼。要是你一天到晚在開車的時候用語音或手指往手機裡輸入導航的目的地，那你家的青少年就很難接受你板起臉來說開車不專心有多危險。

諷刺的是遇到孩子在鬧脾氣或退縮沒反應的時候，家長的反應往往是拿起手機逃避，結果這就造成了一個惡性循環，讓親子溝通在他們最需要我們的時候中斷。在這些最困難的時刻，我們很容易退回自己的角落，不去處理發生在表面底下的事情。這想想也很合理。親子之間的溝通觸礁本就是很棘手的事情，我們會本能地想藉由讓自己分心來逃避現實也是人之常情。問題是養成往螢幕裡逃避的習慣只會讓我們的親子溝通技能益發生疏。但如果你能堅持不放棄，堅持不把手機當成逃避的工具，你就能讓自己遠離那股由科技創造出來，讓你與孩子漸行漸遠的力量。

面對來自科技這股強大的拉力，解方可以從兩方面講起。其一是健康的螢幕使用習慣（我們會在本章末與第六章告訴你如何建立），其二則是可以廣泛促進身心安適、家人羈絆與睡眠品質的廣義家庭元素。我們將這些元素想成是維他命Ｆ、Ｏ、Ｎ、Ｄ，合起來就是代表家中每個人都「相親相愛」的ＦＯＮＤ：

F家族儀式（Family rituals）。青少年會愈長大愈獨立，但獨立並不代表他們不需要與原生家庭的羈絆。在孩子慢慢長大的過程中，共進晚餐、電影之夜、週日早上的健行、丟棒球、睡前故事或談心等儀式都是我們該費心去守護的家庭傳統。家族儀式不同於一時興起的家族活動（雖然心血來潮的活動也很重要），理由是有時有刻的家族儀式會傳達出一種歸屬感與安全感。太多時候我們看到家族在同一個屋簷下分崩離析，貌合神離，而電子媒體的存在更是讓情況的惡化加劇。還記得我們在本章一開始所提及，關於美國國高中生螢幕使用時間與心理健康的資料嗎？那些資料顯示孩子花愈多時間在實體社交、運動、閱讀、宗教儀式等非螢幕活動上，則他們就愈不容易罹患心理疾病。這些真實世界中的慣例與儀式有著顯而易見的益處，並有助於我們的孩子發展出健康的自我認知、使命感、家庭觀與社區意識。

O開放性的遊戲（Open play）。人天生就有想玩的衝動，人不玩大腦就無法發展。通過玩耍，孩童可以學會解決問題、發揮創意、維持專注、感受喜悅、滿足與成就感。麻煩的是（非數位性的）玩法很容易隨著孩子長大而「失傳」。多數人都知道玩是小朋友的一種需求，但隨著他們慢慢成熟，我們也會愈來愈不尊重他們的這種需求。心理學家史都華・布朗（Stuart Brown）研究了幾十年的「玩」，而他發現玩跟我們作為個人的幸福、滿足、韌性、彈性與作為社會動物的人際聯繫，都存在著與年齡無關的關係。「最能點亮大腦的東西，莫過於玩，」布朗說。而玩之所以是玩，是因為它的初衷是為了開心，為了探索（但不必然得是具有組織性的休閒），如打造一具模型機器人、就地取材來搭建祕密基地、爬上山丘再滾下來，或只是騎著腳踏車在社區裡亂晃，都符合這樣的定義。「玩耍的反面不是工作，」布朗說，「而是抑鬱。」

家長跟「撲克臉」研究

在一九七〇年代，學者設計了所謂的「撲克臉」典範來説明嬰兒與父母之間的基本動態。在實驗當中，家長會一路從積極投入、面帶微笑、跟寶寶説話、進行眼神接觸，最後變成面無表情與毫無反應。此時他們的人還在，但情緒已經宛若一灘死水。而短短幾分鐘內，寶寶也會從咿咿呀呀跟用視線探索室內，變成壓力上身、情緒失調，且對環境失去興趣的狀態。

學界於近期復刻了這個撲克臉實驗，只不過二十一世紀版本的實驗把沒有表情的爸媽換成了在玩手機的爸媽，但實驗結果卻幾乎是複製貼上。寶寶的壓力值都由低變高。他們在好奇心減退之餘，也沒辦法在母親放下手機來關注他們時就馬上破涕為笑。

同樣地在為人父母者這邊，當我們反覆被手機等３Ｃ分散掉注意力時，人在心不在的我們也會破壞親子關係，讓自己失去有效溝通的能力。家長固然應該知道青少年需要更多的空間與獨立性，但我們也要注意，否則一個不小心，就會變成放牛吃草，結果好好一個家四分五裂成為每個人置身於不同的電子領域。心放在3C上的我們會錯失孩子的暗示，充滿誘惑力的螢幕或許可保家中一時的安寧，但我們所冒的風險卻是與親子溝通的天賜良機失之交臂。放下手機、看著孩子的眼睛、給予同理的回應，並緊緊把握家人間面對面互動的時間，那麼你能收穫的就是親子間信任、羈絆、陪伴關係的建立，而這些都是對全家的幸福美滿非常關鍵的東西。父母的關心是子女的核心需求，不會因為他們長大幾歲就消失一空。

玩是幸福的其中一項要件，它可以帶著我們的孩子、青少年，乃至於我們自己進入一種對自身更有把握、也與人連結得更好的健康狀態。玩基本上就是一種抗憂鬱劑般的存在，所以即便孩子慢慢大了也不應該荒廢這一塊。玩——特別是出門玩——有助於我們睡好。玩很令人驚異的一點是它是一種本能般的衝動，所以你不必大費周章地叫孩子去玩。你只需要提供玩的條件跟機會：遠離螢幕的時間與空間。小孩子湊在一起，旁邊沒有螢幕這個程咬金，那他們就會本能地玩在一起（就算是大一點的孩子也一樣，頂多是需要多一點時間暖機）。不用一聽到他們抱怨無聊或抗拒出門就懷憂喪志，因為時間站在你這一邊。時間到了，他們就會被玩心給一波帶走。

N自然（Nature）。自然環境已經證實能降低壓力賀爾蒙（並順便助眠），提升人的認知能力，並讓人心情變好。有項研究發現從事三十分鐘的園藝就能顯著降低與壓力相關的化學物質，效果甚至強過閱讀三十分鐘。另一項研究則顯示在自然中漫步可以減緩腦中與反芻思考（鑽牛角尖）有關的部位活動。一大早的陽光會刺激大腦警醒，增加能改善情緒的神經物質濃度，深化我們當晚的睡眠。

還記得前一章的麥克斯嗎？他看似根深蒂固的睡眠問題之所以能藥到病除，其中一大主因就是營隊期間的他花了很多時間在外頭跑來跑去。陽光（即便是陰天的陽光）、新鮮的空氣、視覺性的元素，還有自然界的繽紛色彩，在在都能刺激大腦，降低人的壓力，讓我們得以與體內的自然節奏恢復同步。

D休息時間（Downtime）。如果你醒著的每分每秒都被排得滿滿的，你就沒有機會去無聊，也沒有時間去產生靈感或即興發揮。休息時間很容易在繁忙的家庭生活中被壓縮掉，但我們發現每星期內建的空檔可以讓人感覺變好。自行在行程中排進空檔，感覺有點反直覺，但這就是大部分家庭該做的事情，而且效果很好。

健康的螢幕使用時間加上F—O—N—D的相親相愛四字訣，就能讓我們在鞏固親子羈絆、享受天倫之樂、增添生活情趣的背景下改善睡眠，並能防止3C喧賓奪主，讓我們得以處於掌控的地位而善加利用科技。

給家庭的實用建議：家庭會議與公約

家庭會議是很值得推薦的做法。不過與其等到問題發生了再不得不召開一場氣氛不太好的家庭會議，我們推薦的是你可以在平日就建立家人間的例會，不論是每週一次或至少每個月一次都好，這樣的話家人間就有一個固定的時間可以分享創意或為了共同的問題腦力激盪。你可以這樣想：家庭會議的意義是在於讓火燒不起來，而不是火燒屁股了才開。

那麼具體而言，家庭會議要達成哪些目標呢？

- 建立家庭公約
- 讓每一個家庭成員都有機會暢所欲言並感覺被聽見
- 培養家庭成員間的一體感

- 討論家中好的及需要改進的做法
- 規劃家中的活動或出遊計畫（踏青、旅行、紀念日）

以下是舉行家庭會議的幾項指導方針：

讓家中的每一分子都有參與感，即便他或她還只是個小小孩。

試著讓其中一人「主持」這場會議。這個人不論是大人或小孩，將可以決定會議的形式，而且這個形式除了要讓每個人都有發言機會以外沒有任何限制。主持人最好大家輪流，不要每一次都是家長。

讓每個人都能輪到分享。一次只有一個人能夠講話。遇到別人在說話而你很想插嘴，想糾正對方，想有所回應的時候，請務必忍住。請務必等到對方講完了，你再去試著總結對方想表達的意思，並記得要問問對方你有沒有誤解對方的重點。

指派某人（大人或小孩）擔任會議記錄。

爸爸媽媽如果有要發表或抱怨的事情，記得使用「我注意到……」開頭的中性句型。

我們來看看這麼說話可以給人什麼不一樣的感覺：

與其說：你電動打太多了。我跟你說過一百萬次差不多了但你都當耳邊風。你再講不聽我就要把主機沒收了。

你可以說：我注意到你最近真的對打電動很沉迷，好像經常打著打著就欲罷不能，但我們已經有過君子協議了是不是。

與其說：你這段時間真的很不乖，像你對姊姊就很不禮貌。她明明沒有惹你，而你卻一天到晚像吃了炸藥一樣。

你可以說：我注意到這星期你跟姊姊講話的口氣有點兇。你怎麼了要不要跟大家說說？

利用你主持的會議提出全家適用的協議。你不需要一口氣通過你計畫中的全部家庭「法案」，可以分幾場會議來完成這樣一張清單。家庭協議或許在你的眼裡是「規定」，但其在精神上應該是全家合作並都能參與意見的產物。

如何改變習慣：善用潛意識的力量

在人類時間尺度裡一個相對的小點上，電子媒體已經讓我們的日常習慣跟行為產生了天翻地覆的改變。查看手機、傳訊息、確認更新——我們很多人都已經對這些動作習以為常到沒有自覺。經常我們的大腦還沒有下令，手就已經伸出去了。

改變我們的螢幕使用習慣在某種程度上，是我們能收復睡眠最深刻也最立竿見影的辦法。但具體而言你能如何改變自己與螢幕的日常互動呢？實際上我們大多數人都太妄自菲薄了，我們面對螢幕並非那麼沒有控制力。我們絕對可以改變自己的螢幕使用行為，也絕對可以運用一些改變習慣的技巧來保護好我們的睡眠。

我們常假設意志力跟決心是改變習慣的關鍵，但事實上習慣這種東西是一種下意識的存在，我們往往是在不知不覺中把習慣自動做出來。我們並沒有想一步做一步，我們只是在習慣中不經大腦地隨波逐流。當我們拿起手機查看訊息或推播上千次、上萬次之後，這種行為就成了一種自然而然的舉措，我們根本不曾有意識地做成這些決定。

科技公司完全知道我們的下意識是怎麼一回事，而他們也沒少剝削這一點。就像速食餐廳會用鮮豔的色彩跟重鹹的口味去讓我們上鉤，我們的手機也使用叮咚聲跟各種提醒來追殺我們的注意力，串流服務會要我們無縫接軌地進入下一集，演算法會知道如何把更多有挑逗性跟爭議性的內容餵給我們，讓我們一個不小心就看到忘我。精心設計的遊戲會讓我們欲罷不能地繼續闖關蒐集寶物。不論在任何狀況下，這些業者盤算的都是如何能讓我們上癮，而我們大部分人也真的都離開不了手機並不是剛好而已。

社會心理學家溫蒂·伍德（Wendy Wood）把習慣稱作是一種「心理捷徑」，並解釋說成功人士能到達他們生命中的目標，往往是透過好習慣的養成。知道我們被吸了進去並決心要有所改變，是不夠的，因為下意識讓我們會在想都沒得想的狀況下就把事情給做了。換句話說，有意識地改變壞習慣是銀，讓好習慣變成一種下意識才是金。由於我們的螢幕使用行為影響睡眠甚鉅，且具有很強的慣性，所以必須要學會幾招來管好這些日常生活中的習慣：

1. 微調環境。想讓家中的青少年踏上成功之路，其實並不難，我們只需要教會他們對環境進行微調，而調整環境的目標是讓新的好習慣更加容易上手，讓不好的壞習慣變得困難重重。比方說，當學生在圖書館裡（而不是在有電視的宿舍房間裡）念書，並且在冰箱裡放滿健康食物時，他們的飲食與睡眠跟學習習慣都一定會有所改善。環境變數可以大大改善我們做成想做之事的能力。事實上溫蒂．伍德指出知名的「棉花糖實驗」有不太為人所知的另外一面。那個實驗測試小小孩若對軟軟綿綿的白色糖果展現出較強的自制力，那他們在長大之後也會較具備成功所需的紀律，然而實驗中很多人不知道的內幕是：只要把棉花糖藏起來，眼不見為淨，小朋友就可以忍耐久一點。

你能做什麼：讓舊的壞習慣變得困難重重

- 把手機放在書架上或其他不在你活動路線上的地方（開鈴聲但關通知）。

- 只要工作或作業完成了，就把電腦關上，並將之放進抽屜裡或某扇門的後面。
- 遊戲用的耳機不要放在茶几上，而要收好在櫃子裡。
- 晚上把手機拿到臥室以外的房間充電。
- 盡量把手機放在車子的後座甚至行李箱，好讓自己更可能打開收音機或跟乘客聊天。這對親子而言也是比較安全的駕車模式。

你能做什麼：讓新的好習慣更容易上手

- 設好鬧鐘，鬧鐘一響就開始放鬆。
- 去買或借一本有趣的書放在床頭。
- 把桌遊或拼圖放在客廳裡伸手可及的書架上。茶几上可擺賓果或西洋棋。
- 把球鞋跟外出服準備在看得見的地方，讓自己可以說走就走；甚至你可以一下班或放學就把衣服換上。
- 問你的青少年孩子想不想重新安排她房間的家具，添些助眠的燈具，或許把牆壁漆成不同的顏色。嶄新而個人化的環境設計可以讓人更有動力去養成每晚時間到了就早早去睡的好習慣。

- 讓你家的青少年選購一只老派且不會亮的鬧鐘。
- 放一疊紙、畫畫工具、一本數獨在你的包包裡跟車上。海勒身上永遠有紙和筆，那是她的習慣。最近她在獸醫院外的停車場等狗狗出來，這個空檔她並沒有反射性地拿出手機來滑，而是跟兒子玩起了猜字的遊戲，一玩就是三十分鐘。
- 工作的時候把手機設為勿擾。多數手機都可以設定你的「好友」，他們的來電或訊息在勿擾狀態下還是會接通。不想錯過的對象可以設定好認的來電鈴聲。讓不知名的來電自動轉成靜音。
- 蒐集老少咸宜的音樂、有聲書、脫口秀或 Podcast 節目在車裡播放。

只要環境經營得當加上時間夠久，終究你的潛意識會形成一種模式，好習慣也會在你的生活裡占上風。

2. 給新習慣以正增強。我們都知道伴隨著同步或稍晚的正向體驗，新習慣的形成也會更為順利，因為你把好習慣跟好體驗連在了一起。多巴胺一釋出，行為就順便給強化了。

你可以做什麼：

- 手邊準備一些可以當宵夜的健康食品。海勒會準備一整盤餅乾、起司、切片的梨子或蘋果跟家中青少年一起邊吃邊看睡前的電視。
- 儲備一些青少年真心喜歡而且簡單、健康的早餐食品。這樣準時去睡也準時起床的她就能一起來就有喜歡的食物在等著迎接，她只要打伸手牌就好。你可以放些晨間音樂。看孩子的個性是喜歡有人陪伴或是自立自強，你可以選擇一早跟她聊聊天或讓她獨處。
- 針對晚上把手機「停泊」好之後的時間找有趣的書來讀或找舒緩的音樂來聽。你可以找家人一起輪流把書的內容唸出來，或是你們可以各讀各的。我們認識的一家人會在晚上特定的時間聚在一起，然後他們會一人一本朗讀出書的內容。

讓一夜好眠的益處成為青少年這麼做的最直接的回饋。不是每個青少年都會把大人在好好睡了一覺後那種步伐輕快的感受掛在嘴上炫耀，但時間久了總是會有幾個人這麼做。試著讓他們發自內心體認到睡好與感覺好的關聯。當然你還是可以丟出一些開放性的問題像是「你感覺怎麼樣？」但就是別一張口就連番追問「你不覺得睡好很舒服嗎？」讓他們自己去體悟到這一點。

3. 組隊改變。毫無疑問的能讓建立新習慣更容易上手，我們有個辦法是以家庭或團體為單位來訂定共同的目標。你應該不難回想起很多你的習慣其實原本是跟家人做的事情，只是後來你也喜歡，所以就一直做下去了。家人間相互強化的行為會出現在一起做飯、一起吃飯、一起烤肉、一起參加社區活動、一起看電影、一起玩遊戲，甚至是一起簡單丟丟球的過程中。有些關於行為改變的研究發現暴飲暴食的人如果生活裡有一群飲食健康的人，那他想改變飲食習慣的過程就會比較順利，結果也會比較理想。把睡眠優先當成「家庭政策」是成功的關鍵。你可以考慮規定全家要在晚間特定的時間跟地點給手機充電（你要是違反規定也可以被家裡的青少年抓包），可以讓家人相互替彼此設定該放鬆了的通知，也可以以全家為單位從使用手機改成聽音樂、聽有聲書，或是在大家約好的時間一起看場電影。隨著家中的青少年慢慢長大跟獨立，這些家庭傳統的影響也會慢慢在他或她身上顯現出來，你需要的只是耐心。

人在累的時候會更容易掉回到壞習慣裡，而這就有可能造成一種不良睡眠習慣的惡性循環，因為一旦沒睡好，我們就會墮落回便宜行事跟想馬上滿足自己慾望的狀態中。所以你該做的就是有意識地透過環境的布置與好習慣的養成去打破這個循環，由此你的睡眠自會有所進步，然後睡好之後的你又會有更多的精力去強化良性循環。

對習慣形成中屬於下意識的部分有了這樣的了解後，我們便能學著對自身多一分包容，而這份包容又將有助於我們的成功與進步。等我們可以微調環境去創造出新習慣養成的康莊大道，而不會再去因為一時控制不住自己而捶胸頓足後，我們就能避免掉失去鬥志而全盤皆輸的下場。你會頓時感到解放。以上的策略可以幫助你養成第六章中〈快樂睡眠者的五種好習慣〉，也可以讓你領著全家人朝更好的睡眠邁進。

家庭會議的議程項目：螢幕

不意外地，螢幕確實是家庭會議上的熱門議題，而現在正是把手機、社群媒體、遊戲與各種形式的科技拿出來聊聊的好時機。只是在開會討論時，你應該專注創造一個非批判性的口氣，否則你只會激起家庭其他成員的防衛心態，如此便不會有任何理解或解決方案可以誕生於其中。以下是家庭開會討論螢幕使用問題時的遵循事項（注意：不要貪心不足蛇吞象，想一口氣把全部都用出來，先挑幾樣當成起點就好）。

1. **隨堂測驗**。在執業的過程中，我們會請家長跟孩子回答以下的問題來供我們評估他們使用螢幕的方式（主要是根據他們對自身睡眠狀況、日間行程、身心健康的描述）。這不是一個正式的診斷工具，我們只是用這個辦法來評估一個家庭裡的成員自覺與科技的關係健不健康。

負面／我們有改進空間的跡象

□ 你會在該入睡的三十分鐘前還在看手機或電腦嗎？
□ 你晚上會帶著還開著通知的手機到睡覺的地方嗎？
□ 你會因為通知響音或睡不著而在三更半夜看手機嗎？
□ 打電動或上網是你早上做的第一件事嗎？
□ 你會把社群媒體當成新聞來源嗎？還是你會主動從具公信力的媒體獲取資訊？
□ 你會在滑完社群媒體後感覺失落、焦慮，或覺得自己的生活不夠精采嗎？
□ 你會覺得你爸媽被手機跟電腦弄得心不在焉嗎？
□ 你會覺得手機不在身上就彷彿斷手斷腳嗎？
□ 遊戲或手機在你家，會是家人間關係緊張或甚至爭吵的起源嗎？

正面／一切都在我們掌控中的跡象

□你每天都會出門嗎？

□你每天都會至少運動半個小時，包括走路上學或上班嗎？

□你有手作、繪畫、閱讀、實驗等等非３Ｃ但能讓你血脈賁張的活動在進行嗎？你投注在這些非３Ｃ活動上時間夠嗎？有讓你心滿意足嗎？

□你們家有每天或每星期的例行儀式如共進晚餐、電影之夜、全家出遊、桌遊日嗎？

數數看你勾了多少個負面跟多少個正面跡象，然後探討一下其意義。

2. 一起學習。從關於睡眠的有趣事實中選出幾個值得強調的或令人感到「原來如此」的來分享。青少年都喜歡對他們自身的大腦與身體有更進一步的了解，而我們應該要信任這一點並善用這一點。此外我們也可能討論一下科技公司行事的財務動機，乃至於這些商人是如何沒有考慮到我們的福祉，如此也可能對青少年有所啟發。讓孩子們知道科技大廠只是想要賺錢，青少年都樂於聽取這類八卦與內幕。

3. 建立家庭協議。青少年在掌握了資料後，他們往往可以很理性地做出明智不輸給家長的決定。了解一下你家的青少年覺得每天花在特定手機程式上的時間以多長為宜，然後跟他一起討論出一個雙方都能接受的時限——你可能會驚訝於他的見解和概念。搬出你在疫情期間購入的白板來當作討論的筆記本，敲定以下的事項：

- 電子裝置的「禁航區」與「宵禁時段」。在特定的區域或時段禁用手機等3C產品，進入這些時間或地點的家人得把手機置於書架上、包包裡或抽屜中等指定地點。科技禁航區與宵禁時段的候選人包括：

  吃飯的時候（不論是在家或在外面吃飯）

  睡前一小時

  開車或乘車的時候

  對話的時候

  打招呼或告別的時候（你的青少年孩子剛放學回到家，或是家中送客的時候）

  青少年人在學校的時候（你不准傳訊息給他或她）

- 週間與週末要有螢幕的休息時間。理想狀態是可以設在睡前的三十到六十分鐘。週末的螢幕休息時間也不要比週間的時間晚超過一小時。找一個地方讓全家在螢幕休息時間開始後可以放置手機到隔天早上。詳見第六章。

- 針對特定手機程式或整體螢幕使用時間設限。最好是經過討論的共識決。

4. 設立可以通向成功的環境與作息。我們高度推薦下方的頭三則建議：

- 關閉非必要的通知。
- 把電視、電腦（可以的話）等裝置移出臥室。臥室裡有電器已經被證實與睡眠變差有關，所以我們主張臥室裡以淨空電器為宜。若你家中有較年輕的青少年（十到十五歲），那一間「無手機臥室」就會非常有合理性（我們強烈推薦）。若你能先以身作則並貫徹到底，那這條規定就會在身教的基礎上變得較易執行。如果你感覺自家在這一點上已經積重難返，那我推薦你去參考一下後方有關「自我動機」的部分。
- 為家中有需要的成員購入不會發光的陽春鬧鐘。
- 除了睡前的螢幕休息時間以外，另以兩週為限試行每日一小時的無螢幕時間。或每週選一天試行半天不用螢幕。
- 育有年輕青少年的家庭可試著每天找一個時段開放所有人使用３Ｃ。家長一定要公正公開地揭露自身所有可以使用電腦或手機的時段，因為你確切能做出多少可以量化的改變，是孩子眼前勝過千言萬語的身教。

- 帶領全家進行「全天不插電」的挑戰，並且在事前約法三章過關的有賞，失敗的則要接受懲罰（負責洗全家的衣服或連著煮三天晚餐）。
- 全家一起收看相關的紀錄片，如前面介紹過的《智能社會：進退兩難》，或是《屏幕少年》（Screenagers）。

我們聽很多家長說每當他們把 3C 搬出來當話題，就會踢到鐵板。他們說自己不是沒試過訂定家規或板起面孔，更不是沒試過用吼的、用求的，但最終他們只覺得無力，只想埋怨，但還是不得不放棄。螢幕的吸引力不難理解，但最終那股引力只會造成家人間不斷疏遠，家長在一個房間，孩子們在另一個房間，挫折感圍繞著一個個螢幕不斷積累。螢幕或許不會從家中消失，但我們不論身為青少年或家長，都有責任成為更聰明的使用者，都要掌握主動而不能任由螢幕反客為主。我們沒有必要被沿著那條名為科技的河流，被一路拉著走——我們應該要能想走就走，想去哪兒就去哪兒，想怎麼過生活就怎麼過生活。而靠著上述的各種解決方案，我們將能更讓電子產品為我們所用而不致被其奴役，也將更能守護好全家大小的一夜好眠。

睡眠優先企業可以參考的實用方式

科技公司可以採取以下方式來增進使用者特別是未成年者的福祉。以下略舉數例：

- 串流平台應該讓親子有可以關閉「自動播放」、「推薦影片」、「既然你喜歡……」等功能的選擇。以 Netflix 為首的業者應該讓你可以建立一個完全由你選擇，不會讓孩子有機會一鍵跳到不知名節目的播放清單。
- 內容傳輸平台與遊戲都應該要有就寢時間的設計。青少年與家長都應該要能隨意決定他們電視要看多久跟電動要打多久，要能設定節目內與遊戲內的計時器，還要能被通知自行決定的時間到了。
- 遊戲開發商：應在遊戲中內建類似公益廣告的訊息，好讓青少年與家長知道該休息了：「您的褪黑激素想要分泌了，你準備好關機了嗎？」使用者可以自行判斷要不要再打一場或再看一集（不要說出去我們這麼建議），但起碼這訊息會把你往正確的方向推一把。
- 有種堪稱天才的設計，出自康乃爾大學科技校區的某位研究生之手。說是天才，因為這位同學運用了行為經濟學與心理學的原則，開發出了一款小程式能使用負增強——具體而言就是智慧型手機的奪命連環震動——去提醒使用者他們已經超過了特定手機程式的使用時限。只要預定的時限一到，研究受試者的手機就會每五秒震動一次直到他們退出程式。這種「耳提面命」的策略能讓他們減少在臉書上逗留的時間——沒錯，這次研究選定的小程式就是臉書——且平均減幅達到兩成之多。就讓我從這種案例中得到啟發，也善用我們對於人類行為的理解去提倡健康的螢幕使用習慣與健康的睡眠習慣。

第五章

過早的第一堂課與過重的課業負擔

某天早上，菲莉絲・沛恩天還沒亮就在給小女兒餵奶。因為外面天還是暗的，所以身為新手媽媽的她也想當然耳地認為全天下只有她這時醒著。沒想到她望出窗戶，外頭竟有一群揹著背包的小孩在黑暗中踽踽前行，其中一人還是她寶寶的陪玩姊姊。

菲莉絲後來問起這件事，念高中的陪玩姊姊才說她跟同學是在等校車。原來在維吉尼亞州費爾法克斯郡，當地高中是七點二十分上第一堂課，為此孩子們五點半就要起床通學。

這感覺實在不太人道。費爾法克斯高中的同學及家長都對這對孩子身心的影響頗有微詞。家長唉叫的是得摸黑送孩子出門。小孩則養成了在課堂上打瞌睡的習慣。一名媽媽說她資優生的兒子每晚都要吃過敏藥來拚命讓自己睡著，因為他知道自己只能睡到五點五十分。

費爾法克斯的學生平均每晚睡六個半小時，且有兩成是常態性睡不到五小時。這對他們身心造成了極大的負擔，須知睡眠不足被認為關乎絕望感、自殺傾向、自殺未遂，還有物質濫用。

截至目前，顯現出心理問題增加、認知功能下降等趨勢的學生可以說數以百計，更別說上課過早讓這些同學成了車禍的高危險群。但就算醫師、睡眠專家、家長團體、身為當事人的學生，還有各大醫師協會大聲疾呼要推動改革，趕早的上課時間依舊是美國的主流。目前有接近半數的美國公立高中都是七點開始上課，而這也就是說校車還不到六點就開始接運學生，部分學生為此五點就得起床。考量到青少年特殊的生理時鐘，這相當於要成年人凌晨三點起床。

為什麼會變成這樣？而考量到孩子們的身心健康，我們又應該做些什麼努力？

美國學校第一堂課時間的沿革

曾經學校的課表並沒有這麼不合理。老一輩的美國人都還記得他們的第一堂課是落在八點半到九點之間，且學校往往就在住家附近，近到可能走路或騎腳踏車就可以到校。到了二十世紀的下半葉，隨著人口的成長與城市的外擴，學校與住家愈離愈遠，校車被賦予了愈來愈強大的運輸責任。但隨著校車車隊讓各校的學區愈變愈大，校方也不得不為了管控成本而讓同一支車隊分批接運小學、國中、高中等不同層級的學生——而這就造成課表也必須錯開。在許多學區，高中生都被設定為最早到校的那一批，因為校方認為他們不如國中跟小學生需要睡眠。

走路上學

一九六〇年，百分之四十八的學生走路或騎腳踏車上學。

二〇〇九年，百分之十三的學生走路或騎腳踏車上學。

就在這樣的時空背景下，美國高中的上課時間愈來愈早。像在一九六〇年代，維吉尼亞州的費爾法克斯郡就把高中上課時間挪到八點十五分，小學第一堂課則被挪到八點四十五分，為的就是節約校車預算。在一九七〇年代，高中上課時間又進一步被提早到八點整。此時就已經有家長抱怨這樣太早，小孩必須摸黑出門的書面紀錄。到了一九八〇年代中期，費爾法克斯郡的高中上課時間變成七點四十分，一九九六年更變成七點二十分。

近幾十年來，極度偏早的高中課程成為了美國的常態，而也在同一個時期，青少年的睡眠不足緩緩被大眾接受成了一個必要之惡。我們很多人都還記憶猶新的，是得一早就把還遠遠沒有睡飽的自己從床上「撕」下來。家長一直都感覺得到有哪裡不對勁——畢竟他們天天看著孩子為了能一早帶著正面樂觀的態度出門而萬分掙扎，也看著孩子拚了命在週末補眠。

海勒表示：我在一九九〇年代念高中，我記得當時遇到冬天早上，太陽才微微露臉我已經在等校車，頭髮都凍僵了。

這種疲態，在一九九〇年代得到了睡眠科學的確認，主要是第一堂課的時間跟青少年的生理時鐘顯然存在落差。以我們在第三章介紹過的這些發現為起點，研究清楚顯示青少年需要的睡眠時數起碼不比更年輕的孩子少（且更是比成年人多很多）。我們觀察到這是個青少年的腦部在大興土木的時期，也發現青少年的晝夜節律有所遞延。科學家、臨床醫師、教育工作者、家長開始意識到青少年不是魔術師，他們沒辦法用區區六到七小時的睡眠滿足外界對他們所有的要求——他們需要九小時左右的睡眠，而現實中的他們是被逼入了極端的睡眠匱乏。瑪莉・卡斯卡東寫道：「生物調節與心理社會面的力量合流後，讓睡眠的發動變得更晚，但學校卻在整個青春期安排青少年這麼早上課，睡眠遭到壓縮也不令人意外。」

學者看著課程過早的效應，立刻就發現這一點與睡眠匱乏脫不了干係。一九九八年，卡斯卡東在羅德島針對八點二十五分上課的九年級生進行了睡眠的研究，然後又觀察了七點二十分上學的十年級生，結果她發現雖然這兩群人的就寢時間一樣，但七點二十分上學的孩子起得早很多，睡眠不足的情況也很嚴重。就在此時，她寫道：「強行安插的過早上課時間，會需要配套脫離現實——甚至根本就不可能——的就寢時間，否則學生的睡眠長度一定不夠。」

某些學區意識到這項事實並做出相應的改變。在明尼蘇達，該州的醫師協會對全明尼蘇達的校長提出了第一堂課延後的建議，他們強調「社會迄今仍有一個普遍的迷思是睡眠可以討價還價，但其實睡眠是生理上的必需品」。首先是明尼蘇達的艾迪那市（Edina），後來連首府明尼亞波里斯的公立學校都注意到了這則建議。明尼亞波里斯調整轄下七所高中的上課時間，並於一九九七—九八學年度生效，自此當地高中的上課時間從早上七點十五分到下午一點四十五分變成了早上八點四十分到下午三點二十分。此一改變顯著造福了大約一萬兩千名學子。

反對者認為學校延後上課，只會讓孩子熬夜熬得更晚，而不會讓他們獲得更長的睡眠。事情並沒有這樣發生。明尼蘇達大學學者凱拉．瓦爾斯壯（Kyla Wahlstrom）追蹤了明尼亞波里斯的學生，並發現在調整了課表之後，他們的就寢時間大致與羅德島的學生相仿，但早上可以多睡一個小時。

學者另外在孩子們的主觀感受上發現了莫大的差別。八點四十分開始上課的孩子較少感到悲傷、憂鬱、對未來無望、緊繃，或是鑽牛角尖。他們同時表示自己變得較少遲到、較少在課堂上昏昏欲睡，也較少在考完試、看完書或做完功課後覺得睏。在某個作為抽樣的焦點團體中，孩子們表示整體而言，他們完全無法想像回到原本較早的上課時間。其中一人形容一大早要上課的感覺是「我聽得到聲音，但更多的是一種心不在焉跟很累的感覺，想專心非常難」。說起就寢時間，他們表示自己累歸累，卻無法在十一點或午夜前睡著。針對焦點團體，教師幾乎全員同意學生變得更有精神而不會趴在桌上睡覺了。校長說他們要處理的管教問題變少了。教師辦公室早上不再像是個菜市場了，因為遲到的學生少了很多。校內的輔導老師跟校護都說他們的「生意」變差了，因為學生跟同儕或跟爸媽的衝突都變少了。郊區家庭的家長幾乎全員支持這項變革，市區學校的家長則反應不一而足，有人覺得這給他們在上班與交通上都添了不少麻煩。但不論是郊區或市區的家長都認同一件事，那就是他們的孩子「變得好相處了」，他們跟孩子的連結也變強了，因為在他們早上不用趕時間之後，親子間的摩擦變少了，他們之間產生了貨真價實的交流與對話。

這種好的發展並不是曇花一現。在改變經過四年之後，早上不趕時間的孩子仍繼續在週間的每晚多睡一個小時。

靠著來自疾病管制暨預防中心的資金，瓦爾斯壯把明尼亞波里斯的研究擴大到包括明尼蘇達、科羅拉多與懷俄明州傑克森洞的八所高中，且八間都已經把上課時間從七點半調到八點到八點五十五分之間。整體而言，八點半的第一堂課可以讓大部分學生睡滿至少八小時。綜觀研究涵蓋的所有學區，睡超過八小時的學生比較會說他們的健康狀況良好，比較不會抱怨他們感覺憂鬱，比較不會濫用咖啡因、酒精、香菸、毒品，主科的平均分數大幅進步，缺席或遲到的狀況也顯著下降。

在傑克森洞，上課時間從七點三十五分移到八點五十五分後，高中生駕駛的車禍件數狂降了七成（對比其他年齡層的車禍率在同一時期並無變動）。費爾法克斯也在將高中首節課從七點二十分改到八點十分後，發現青少年車禍數驟降。明尼蘇達的馬托梅迪在當地高中上課時間後延半小時後，發現青少年駕駛的車禍數下降六成。同樣的模式也出現在維吉尼亞州的乞沙比克，對比鄰市維吉尼亞海灘市的高中上課時間是七點二十分和七點二十五分，乞沙比克的高中上課時間落在較晚的八點四十分與八點四十五分。維吉尼亞州機動車輛監理處針對十六到十八歲駕駛在週一與週五之間的肇事資料顯示，比起乞沙比克，維吉尼亞海灘市的高中生肇事率要高出百分之十九點二。後續的研究鎖定了維吉尼亞州的另外兩個學區，但結果依舊像是複製貼上：高中上課時間較早的學區有著較高的青少年撞車與失控率，而肇事的原因往往都是駕駛打瞌睡。車禍的話題有其獨特的重要性，因為十六到十八歲的駕駛有著車禍中最高的傷亡率。若按照美國國家公路交通安全管理局的資料顯示，十五到二十歲的年輕人佔駕照發照數的僅僅百分之六，但他們佔全美機動車輛相關死亡人數的比重卻高達百分之二十。

睡眠不足與駕駛

機動車輛的撞擊是全球每年約一百萬人的死因。晚上睡六到七小時的成年人比起睡八小時或以上的成年人，前者涉入撞車事故的機率是兩倍，只睡五小時不到的人更會是四到五倍。開車分心作為一種不分年齡都很常見的現象，有可能放大睡眠不足的效果。駕駛模擬器的研究顯示，睡眠不足導致駕駛人能力下降的程度相當於酒駕超標。

根據我們對於青少年睡眠需求的了解，加上關於學生健康與安全的厚厚資料，我們可以很清楚地看出高中喊停過早上課的積習才是正確的做法。這個問題沒有模糊的空間。不論你的身分是高中校長、學校董事會成員，還是督學之類的官員，只要你的核心利益是學生的福祉，那你唯一該支持的答案就是將高中的第一堂課調到八點半或之後。校務的後勤問題（後面會討論到）永遠不該重於青少年的身心健康與人身安全。作為家長的你在下一次參加鎮民大會或親師會議並討論到學生心理健康的時候，請記得為你第一節課早於八點半的孩子舉起手，問問校方何時要採取這個並無疑義且可以量化，更別說有科學背書的行動。
早做晚做，該做的事情遲早要做。

家長與青少年談疫情前與疫情中的睡眠作息

我必須說九點開始上課剛剛好。

八點半上課實在是太太太太好了。那就像是一場頓悟。我們以前都是怎麼活過來的？

開始遠距上課的作息之後，我女兒就像來到天堂一樣。為了上學而要早上六點起來，對她實在是一種酷刑。對我們來說，八點半雖然只比八點晚三十分鐘，但卻已經足以改變我們的生活。

我們轉學到一間九點到四點上課的學校——人生從此不同，真的！

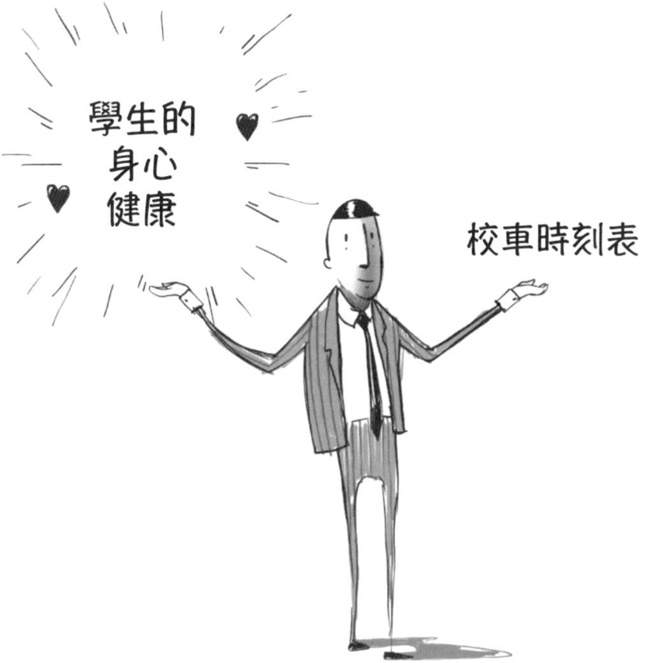

校務的後勤問題不該重於學生的健康與安全

過早上課會阻礙學習的種種原因

青少年睡眠不足所造成的心理健康與安全風險，絕對是改變上課時間刻不容緩的重要理由。但就算排除健康與安全問題，過早的上課時間也會阻礙我們希望孩子在學校完成的首要任務：學習。把第一節課的鐘響設定在七點四十五分，無異於學校把孩子放進漏水的船隻然後推進學習的汪洋。孩子們一瞬間就處於了劣勢當中。

過早上課會妨礙學習的理由如下：

對年輕的大腦而言時機欠佳。要青少年破曉即起並在八點鐘開始上課，就像要他們在生理時鐘沒有發出振作訊號的時候去學習東西。對許多青少年而言，太早起床會讓他們處於一種半活屍的狀態——促眠的化學物質在體內翻湧，大腦的前額葉的潛能只有一半可用。這就像要成年人每天四點起床，然後再叫他們去參加光合作用的講座。一項針對紐約市高中生進行的腦電圖研究分析了腦波紀錄，結果顯示腦部的清醒程度與記憶力高峰落屬於上午中段的大概十點半前後，而八到九點之間的一小時則是清醒程度最低的時候。學者認為對青少年而言，「上午中段恐怕是最適合學習的時機」，而這一點參考我們對於青少年睡眠相位後移的所知，算是言之成理。我們希望孩子能在乎自己的學業，希望他們能專心、能記住事情、能有動機學習，但這樣想的我們卻又搬石頭砸自己腳地用不健康的條件困住了他們。一項針對芝加哥進行的研究發現，在大部分都是八點開始上課的公立學校裡，孩子們的第一堂課上哪一科，哪一科的成績就會差，數學跟英文都是這樣。

給學校的實用建議清醒與學習的理想時分

除了調整上課開始時間以外，青少年還需要明亮的戶外晨光來維持與內部時鐘的同步，同時大多數人都似乎會在上午的中後段達到記憶資訊、發揮創意、精神抖擻的高峰。我們要如何利用這一點來幫助孩子們呢？首先，我們要在戶外展開新的一天。這可能意味著我們可以一早在教室外圍成一圈來開個班會，看看今天要上些什麼課，可以用戶外的體育課為一整天開場，可以師生一起繞操場走一圈跑道（冬天穿上外套照走），也可以一起演奏樂器或給孩子時間把昨天的作業完成——重點是要在室外完成這一切。晨間的陽光（而且最好不是隔著窗戶的那種）可以喚醒大腦的內在時鐘，改善人的情緒，預先為孩子當晚的睡眠打好基礎。燒腦的主科或測驗不該是一早的菜單，成年人比較會是早起的「晨型人」，所以我們常忘了自己青少年時並非如此。事實是青少年的內在時鐘比較滯後，所以他們沒辦法像我們一樣早睡早起精神好。

心理力量枯竭。上課時間過早意味著孩子們不可能睡飽，而我們已知沒睡飽會讓學習成效打折扣。比如在一項針對就讀新加坡頂級高中的青少年為期一週的研究裡，學者將受試者的睡眠時間限縮在每晚五小時（這聽起來很極端沒錯，但許多新加坡青少年平常也差不多就睡這樣），結果他們發現孩子們表現出注意力、記憶力、大腦執行功能與正向情緒全面下降的情形。事實上即使在補眠兩晚之後，上述的負面效應都還持續著，換句話說週末補眠並不能起到停損的作用。思考與感受力會如此變鈍，是因為睡眠匱乏造成人體關閉了前額葉的高階能力，以便將省下的能量投入我們生存所繫的基本功能。沒錯，只睡五小時的青少年能走、能說話、能移動身體，但我們希望他們好好發揮的腦袋瓜卻有氣無力，因此孩子們會覺得上課「很無聊」，功課做起來也事倍功半。在知道只要平常好好睡覺就能讓聽課變有趣，功課變容易，這些學生往往都大吃一驚。

但不讓人吃驚的是研究發現睡眠與成績之間存在著相關性。平均拿 B 以上成績的學生比起只拿 C 以下成績的學生，前者的睡眠時數明顯較多。還記得第三章說過青少年若在睡了七小時後被鬧鐘吵醒，就會因此錯失兩小時以快速動眼狀態為主的睡眠嗎？快速動眼睡眠也就是所謂的夢境睡眠，它對於人的情緒消化和心理健康都算得上不可或缺，更別說記憶、見解與創意的形成也少不了夢境睡眠。換句話說，功課要好少不了夢境睡眠。

以色列一間七點半上課的國中裡曾經進行過一場實驗，讓一群學生改成八點半上課，然後到了每週的最後，大家會一起接受考試來測量專注性與準確性。多睡了一小時的八點半組不僅在注意力測試上表現高出一截，錯誤率較低，同時反應速度也快得多。

有色人種的孩子與低收入家庭的孩子都是睡眠品質欠佳的高風險群。近期一項針對傳統弱勢社區小學生所進行的研究顯示有睡眠不足跡象的孩子容易產生偏差行為，也比較容易書念不好。

社會性時差。太早上課會扯學生後腿的另外一個原因是社會性時差。上課時間愈早，日常行程與青少年的自然生理時鐘就愈脫節。週間的睡眠流失愈嚴重，週末補眠的壓力就愈大。試想有兩名高中生的課業負擔一樣但上課時間不同。研究告訴我們學生的就寢時間不太會因為上課時間改變，所以我們假設甲乙兩位同學都是十一點入睡，並根據不同的上課時間相差一小時起床。最後我們以每晚需要睡滿九小時為基準來計算睡眠的虧空。

學生甲：早上七點四十五分上課
週間起床時間：早上六點十五分
週間就寢時間：晚上十一點
週間共減少睡眠：八點七五個小時

學生乙：早上八點四十五分上課
週間起床時間：早上七點十五分
週間就寢時間：晚上十一點
週間共減少睡眠：三點七五個小時

就這樣上了一星期的課之後，學生甲欠下了八點七五小時的睡眠債，學生乙欠下了三點七五小時（不錯喔，學生乙）。學生甲可能會因此覺得他需要在星期六、日早上多睡會兒，比方說到十點才起床。然後我們若再假設週末的就寢時間為午夜十二點，那就代表他週末每晚睡十小時，而且他會睡得很爽，但一如我們在第三章所說過的，這種社會性時差意味著青少年的內在時鐘會迷失方向，因為陽光、飲食、行為模式與社會互動等生理時鐘的線索在週末受到了嚴重的干擾。青少年從週間跨到週末，就相當於跨越了時差有四小時的兩個時區，比方說阿拉斯加和紐約。學生乙的週末可以過得更加理想：他可以只補眠一個小時，這樣他在換得兩晚好眠之餘也仍能保持內在時鐘的安定。

確實，近期一項由《美國醫學會兒科醫學期刊》（*JAMA Pediatrics*）進行的研究以手錶大小的活動記錄儀追蹤了高中生的睡眠與活動週期，結果發現需要早到校的學生在週間睡得較少而週末睡得較多——也就是說他們的社會性時差較大。瑪莉．卡斯卡東發現羅德島的高中生若符合週間睡少而週末睡晚的情況，那他們的成績就會比較差，白天就會比較睏，情緒也會比較低落。

這裡就讓我們瘋狂一下，幻想一個完全繞著青少年為中心公轉的生活。要是學校的課表可以真的做到與青少年的生理節奏百分之百同步呢？英國的一所高中一不做二不休搬出了他們評估是最符合多數青少年學習的時間，然後圍繞著這個時間搭建了他們的課表——他們把第一堂課的開始時間從八點五十挪到十點（並給予家長提前一小時把孩子送來的選擇）。果不其然，學生身體不適的狀況下降了五成。較晚的上課時間讓青少年得以睡飽、紓解壓力值，並且縮小他們的社會性時差——而這三項發展都已知能夠撐起健康的免疫功能。在紐西蘭，一所高中很有新意地將最後一年的課程開始時間延後到十點半，主要是他們知道高中最後一年的睡眠流失最為嚴重。這可以說是真正地突破窠臼。

透過睡眠弭平立足點的不平等

不健康的上課時間，似乎也深化了受教權的不平等，而健康的上課時間作為一種政策，則能有助於消弭這些不平等。舉例來說，搭校巴上學的學生受上課時間過早的衝擊較大，主要是校車的路線規劃使得有些學生必須非常早上車，但家裡有車的學生就沒有這個問題。有些住得離學校近的孩子會由家長駕車送去，有些孩子則自己有車所以可以睡晚。事實上已有研究顯示每多通勤一分鐘，學生的睡眠就會流失一點三分鐘。華盛頓大學的學者觀察到在各高中把上課時間後推之後，有一所高中的出席率大幅提升，而那正是全校有百分之八十八的學生屬於「經濟弱勢」的高中。

智庫布魯金斯學會（The Brookings Institution）在一篇講述教育改革政策的報告中下了一個結論，那就是將上課時間延後足以拉弱勢學生一把。他們的分析認為過早的上課時間會傷害低所得家庭的孩子——且嚴重程度不下於遇到一名不適任的教師。他們注意到全體學生的閱讀與數學的分數都隨著上課時間的後移而有所提升，但「弱勢學生受益最為明顯，其效益大約是平均值的兩倍」。

過早上課的問題，會在倚賴大眾交通工具或校車的學生身上被放大。還有調查發現，學生家庭背景以稱得上「小康到富裕」為多的高中會更可能擁有健康的上課時間。既然我們知道睡飽點能為學生打好健康身心的基礎，那我們就該承認健康的上課時間確定可以透過照顧到他們的基本需求而裨益全體學生，而正如不分貴賤的每個家庭都有權享受乾淨的空氣、水、食物跟醫療照護，每一個學生也都有權享有合理上課時間所容許的健康睡眠。

我們不難看出為什麼美國兒科學會會在二〇一四年公開建議國高中不要在八點半前開始上課，並在聲明中明言青少年睡眠不足是「會對國高中生的身心健康、人身安全，乃至於學業表現造成顯著衝擊的重大公衛議題」。其他願意為健康的青少年上課時間背書的機構還有：美國睡眠醫學學會與美國疾病管制暨預防中心。

二〇一五年，西雅圖公立學校群成為了美國國內採行健康上課時間的其中一個大型學區，並預定在二〇一六／二〇一七年學年度生效，自此西雅圖的全數公立高中與多數國中都改成了八點四十五分上課。西雅圖教育局的副局長稱這是「全體學子的一大勝利，且此例一開，未來我們將能期待廣大的公立學校加入讓上課鐘聲配合孩子需求的行列」。

華盛頓大學的學者研究了西雅圖的孩子，結果發現他們睡得多了，遲到與缺課則少了。同一批學者還追蹤了孩子們在主科之一生物上的成績在變革前後的變化，結果他們發現此一變革讓學生的成績提高了百分之四點五，而這根據學者與教師表示，可能就是等第B與A之間的差別。在針對上課時間的改變受訪時，生物老師們表示在七點五十分開始上課的狀況下，學生會一邊打瞌睡一邊難以專心聽講或討論，而在上課時間改變後，孩子們變得比較能從事「具深度的思想與科學論述」，缺席與遲到也不若之前常見（且如前所述，這點在學區家戶所得低於平均的高中裡特別明顯）。

自己的睡眠自己救

吉莉・朵斯・桑托斯（Jilly Dos Santos）是密蘇里州哥倫比亞市的一名高中生。二〇一三年，她一聽說她念的高中在考慮把七點五十分的上課時間再提早到七點二十分來解決校車的調度問題，就立刻做出反應。她建立了臉書群組、發起了訴願、聯絡了算是友軍的民間組織Start School Later（晚點上課），還號召了不滿的青少年去塞爆教育局的會議。一名高中生告訴教育局：「我參與的社團已經多到我忙不過來，我已經分身乏術，也不打算再去了。我衷心請求你們，請不要逼我在早上七點半上微積分三。」當地教育局最終投票否決了該項變革。事實上除此之外，朵斯・桑托斯發起的運動還為健康上課時間爭取到更多支持，以至於密蘇里的哥倫比亞公立學校群投票通過將上課時間改到八點五十五分。《紐約時報》特別撰文介紹了她作為一名青少年健康倡議者的種種具體行動。

二〇一九年加州開全美各州之先河，管制起了高中層級的上課時間，主要是他們通過了一個法案是SB 328（加州328號參議院法案），該法案規定國中的上課時間不得早於八點，高中的上課時間則不得早於八點半。在此改革前，一項在大型學區裡針對傳統加州高中進行的調查顯示，僅百分之五的抽樣高中是按美國兒科學會的建議時間上課，約莫半數是七點開始上課，另外在海勒居住的洛杉磯西區則有部分學校是七點十五分上課。如今聖塔莫尼卡與卡爾弗城（Culver City）這兩個校區暨若干獨立學校已經將上課時間調至八點半——此舉在疫情過後對學生的好處不言而喻，而海勒住處的在地高中要將上課時間從七點五十分調到八點半，目前展望看來也一片大好——這項改革的成功至為重要，主要是該校有來自洛杉磯各隅的孩子就讀，且他們開車上學的要道正是以危險出名的太平洋濱海公路，也就是州道一號。

為何而反？

爭取合理上課時間的立論不論是訴諸青少年的健康或安全，都長期遭到漠視。現狀的慣性、對改變的恐懼，還有主觀上對於校務預算、校隊體育時間，還有對學校其他後勤問題的擔心，在在都會讓改革與進步裹足不前。

課表改革的其中一項阻力來源，是有些人以為想減少早上的接送趟數，校車得增加輛數與駕駛的人數。但其實在某些校區決定要為此增加校車等資源的投資之餘，也有許多校區已找到了不增加成本的改革之道，最終某些學校省了錢，有些學校則省了時間。在費爾法克斯，校區考量好幾種不同的選項（包含不增加成本的方案），最終敲定了一個添購二十七輛新巴士來讓校車車隊規模變成一千六百輛的計畫，這在一個交通運輸預算遠超過一億元的校區裡，不過耗用了五百萬美元而已，更遑論該校區總預算規模高達二十五億美元。

課表調整會遇到的另外一個問題是有人擔心校內的運動項目會受到波及，同時有人怕下課時間同步延後會跟下午的課外活動撞個正著，意思是這些練球或課外活動的時間會被迫挪動或縮短。家長擔心高中生會因此晚回家，而他們不回家，家裡的弟弟妹妹下午就沒人照顧。想完成課表改革，意味著家長、校方與教練得共同發揮創意來「喬」時間。有些學校發現原有的練習與比賽時間只需要小改甚至不改就可以與新課表共存。還有些學校協調出了區域性的課表調整來配合運動比賽，也就是讓同屬一個學生聯盟的所有學校都同時間上課且同時間比賽。在太陽早下山的秋冬，學校會為了稍晚的練球時間增添戶外場地的照明，會針對上課前跟下課後提供安親照顧，還會刻意調整各節課的時間來配合學生運動員。凡此種種都是校方為了達成課程挪後所發揮的後勤創意。正所謂有志者事竟成，有心的高中自能設法兼顧成本效益，維持學生運動與課外活動的熱度不墜，並提供從幼稚園到十二年級生全都不用委屈的上課時間。

其中大家最不想看到的，是運動賽事受到改時間的影響，至少在明尼蘇達州推動高中上課時間改革時是這樣。某些校隊的練習時間長，賽事移動時間也長，所以他們的教練難免會抱怨，但事實證明包括體育在內的各種課後活動只受到輕微的影響。且整體而言在經過各種配套之後，教練與活動指導老師都能接受最後的結果，甚至於他們還發現孩子們在球場上或活動中顯得更專注，反應更快。在康乃狄克州的威爾頓（Wilton）這個著名的「運動城」，威爾頓體育局成了反課表改革的急先鋒。他們堅稱上課時間的任何變動都會導致威爾頓的高中校隊遭到所屬運動總會的除籍，而這樣的代價是用任何改課表的好處都補不回來的。只是事情發展到最後，課表的更動讓威爾頓高中取得了有史以來最輝煌的運動賽季，且課外活動的參與也有增無減。真要說有什麼問題，那就是學生偶爾得因為客場比賽而提早離開課堂，或是雙棲或多棲的學生運動員的時間比較難喬，但這些問題是老毛病，跟上課時間的改與不改比較沒有關係。研究顯示整體而言，上課時間後挪並沒有讓各種課外活動的參與度下降。

許多學生運動的主事者或教練都注意到延後開始上課對高中運動員的好處。聖喬治高中作為一所可住宿也有日間部的大學預備校，在有四十八支運動校隊之餘，將早上第一節課改到八點半，結果校內的體育處室主管跟美式足球總教練都說「我們發現這是本校有史以來做得最對的一件事」。事實上最應該第一個跳出來支持健康上課時間的，就是運動教練們，因為我們已知睡眠可以增進運動員的表現，降低他們受傷的風險。大學游泳隊與籃球隊若能騰出十小時的睡眠，他們在賽事中的反應時間與成績表現都會有明顯的進步。美國職棒的波士頓紅襪隊在充滿歷史的芬威球場打造了「睡眠專用室」給大聯盟的選手使用，好增加他們在比賽中的優勢。

睡眠可以促進成長激素跟睪固酮的分泌，而這些賀爾蒙都有助於選手在比賽中的反應、精準性與耐力。睡眠顧問現已廣泛與美國職籃、美國職棒、奧運代表隊等單位合作——我們還有理由不去保護跟完善高中選手的睡眠嗎？若是一流的運動員與獎牌得主明白並推崇睡眠的價值，而學生運動員卻得卡在七點半要上課而只能睡可憐的六小時，那事情肯定有哪裡不對勁。我們的學生運動員也該能得到睡飽的好處才對——我說的是受傷會減少，成績會進步。

在費爾法克斯，簡稱 SLEEP 的「多睡成績好倡議組織」（Sleep Later for Excellence in Education Proposal）比較了分屬早開始與晚開始上課高中的兩名真實學生，主要是觀察他們的作息有什麼不一樣，結果兩人在運動練習時間上的差異並沒有想像中的大。出於各式各樣的原因，許多運動的練習時間跟高中的放學時間原本就相差一個多小時。你可以參考左頁勞登郡與費爾法克斯的比較圖來判斷誰的作息比較「有人性」。

勞登郡的家長珍有證言如下：「我們很滿意延後的上課時間，且很顯然這種做法背後有大量的研究成果支持，畢竟高中孩子對睡眠的需求是如此之大。其他地方的多數家長得每天早上跟孩子進行起床大戰，我們則從來沒有這種困擾。」

這種改革不僅有益孩子的身心健康，也能帶來長期的財務利益，事實上在好幾個團體身上，這種改革的經濟性利益已經一目了然。智庫蘭德公司的研究人員計算了學業表現的提升（像是每多得一小時的睡眠，高中順利畢業的機率就會提升百分之十三點三，大學的課堂出席

勞登郡的高中上課時間為九點
費爾法克斯郡的高中上課時間為七點二十到七點三十分
這樣的課表讓學生有什麼反應？

尚恩在勞登郡的作息	作息時間	瑪麗亞在費爾法克斯的作息
睡	上午 05：00	睡
睡	上午 05：30	鬧鐘響
睡	上午 06：25	等校車
睡	上午 07：00	到校
鬧鐘響	上午 07：30	微積分
等校車	上午 08：25	微積分
微積分	上午 09：00	大學先修 _ 西班牙文
大學先修 _ 西班牙文	上午 10：35	午餐
午餐	中午 12：12	大學先修 _ 文學
大學先修 _ 文學	下午 02：05	放學
	下午 03：15	越野練習開始
放學	下午 03：45	
越野練習開始	下午 04：00	
	下午 05：30	練習結束
練習結束	下午 06：00	
與家人共進晚餐	下午 06：30	與家人共進晚餐
晚上課的青少年與早上課的青少年大約同時間入睡，也確實會睡比較久。青少年的大腦會較晚分泌促眠的賀爾蒙——時間多半落在十一點。		
熄燈	晚上 11：00	熄燈
八點五個小時	總計睡眠時間	六點五個小時

資料來源：費爾法克斯，SLEEP 組織

率則會增加百分之九點六）與車禍機率的下降，並做出了一個結論是在把全美高中的上課時間都改到不早於八點半的兩年後，經濟上的助益高達八十六億美元。甚至於在十年後，這樣的助益會累積到八百三十億美元，乃至於十五年後的一千四百億美元。蘭德公司還特地在報告中提及這些可能是比較保守的估計，因為他們還沒有把心理健康問題與肥胖及老後心臟病等生理疾患的減少算進去，而這些發展都有提升經濟的效力。布魯金斯學會估計把國高中上課時間挪後的成本效益比是一比九，也就是投入一塊可以回收九塊，他們指出中等學校的改革者與政策擬定者常把增設實驗學校或採行更嚴格的標準來促進學生學業表現等視為高遠的理想，但他們往往忽視了像課表調整這樣「不起眼」的改革，其實可以花少少的錢產生巨大的助益。

調整課表的創意解決方案

- ◆在操場上裝設照明燈光。
- ◆針對需要在白天進行練習的校隊運動員，提供最後一節課上或不上的彈性。
- ◆賓州的石榴石谷在二〇二一年將高中上課時間改成八點三十五分，放學時

> 間則維持在下午兩點三十五分不變。新課表中增加了不同學生之間彈性「非同步」學習的運用。

上課時間的改革提案，似乎讓某些人感受到超乎常理的冒犯與憤慨——而他們的反彈似乎不是簡單的成本考量或練球問題可以交代。是不是有些人內心深處總覺得小孩子不能寵，不能溺愛，而應該要讓他們多吃點苦才好？還是有人覺得讓科學來對我們該怎麼過日子指指點點，是件讓人不能接受的事情？一邊是改革可以為孩子的健康、安全與校方的長期財務帶來的好處，一邊是改革起始時必須投入的資金與後勤上必須克服的難題，改革究竟值不值得其實一目了然，所以反對的意見其實並不理性，而是在感情用事，不信你可以去看看在講到青少年睡眠不足的害處有哪些研究支持的文章下面，那些評論是怎麼說的。多數人的反應是「沒錯，說得有道理」，但也有少數人出奇地抱持對青少年的敵意。在明尼蘇達州研究過改革益處的凱拉·瓦爾斯壯注意到反改革者即便在事實的面前，都還是三句不離政治，而有官職在身者則做不到勇於任事，就怕弄不好遭到後果反噬。就是這些瞻前顧後的心態，導致了行政部門的不作為。「改革的進程，」他說，「讓很多人聞風喪膽。」

小學生應該接下早班嗎？

關於如何解決高中生上課時間過早的困境，一直都有人提出要更動接送順序，改成讓小學生早起。小學生一般都會早睡早起，所以這個提案好像不是沒有道理。事實上，近期一項研究觀察了科羅拉多州丹佛市櫻桃溪校區的上課時間更動——小學上課時間提前到八點，好讓國高中生可以分別延後到八點五十分和八點二十分上課——結果發現小學生的睡眠並未惡化，而國高中生的睡眠則有所改善。對於小學生而言，起多早叫做太早還沒有一個定論。小朋友也是需要睡眠的——事實上低年級的許多小孩需要長達十一到十二小時的睡眠，所以挖他們睡眠牆腳的動作也不宜太大。針對這一點，我們可以來比較一下從幼稚園生到二年級生的健康睡眠是什麼感覺，國中生的健康睡眠又應該是什麼感覺：

低年級的小學生

就寢時間：晚上七點半
起床時間：早上七點
睡眠時數：十一到十二個小時

國中生

就寢時間：晚上九點
起床時間：早上七點
睡眠時數：十小時

以讓小學生早起來換得國高中生多睡，確實是一個可以考慮的做法——但讓小朋友在八點到校應該已經是極限了，所以校方得小心不要做過頭，尤其是對那種小學生得通學一段距離的學校而言，使用這一招更是要經過深思熟慮。

菲莉絲・沛恩在維吉尼亞州致力改革上課時間很多年，也目睹了各種阻力很多年。繼她看到孩子的陪玩姊姊摸黑等校車的過程後，另外一個她認識的學生病倒了。這個同學得的是單核（白血）球增多症，而且怎麼治都治不好。身為球隊隊長的她是個健康的少女，但這次竟然久病不癒，菲莉絲記得她曾心想，這可憐的孩子需要好好睡覺。雖然包含家長、學生、小兒科醫師等各界都反覆疾呼要鬆綁七點二十分上課的枷鎖，也蒐集了成千上萬的簽名、組織了倡議團體、呈交了無可辯駁的鐵證來證明過早上課對學生的傷害，但當地教育局還是拖了二十年才批准了改變。第一次意識到這個問題時的菲莉絲還是個新手媽媽，當時她聽聞學校的親師會已經提出了改革之道，於是她心想等我的女兒要上高中的時候，這肯定早就不會是個問題了吧。結果當費爾法克斯高中終於改到八點十分上課時，她女兒都已經變成校友了。

學業負擔過重造成的壓力

在康乃狄克州格林威治市一場當地教育局的會議上，更改上課時間的問題正如火如荼地被討論到一半，其中一名教育局的委員表示：「我們討論的問題是應不應該改變上課時間，但我想真正的問題應該是如何減低學生的壓力……改變課表只是為學生減壓的其中一環。另外一環應該是減輕課業負擔，要知道大學先修課的數量之多……」

設定合理的上課時間固然是石破天驚的第一步，但處理過重的課業負擔也是收復良好睡眠不可或缺的必修課。在世界各地的高中裡，孩子們都在不斷地把課程、充實活動等大大小小的學業負擔往身上攬，且其重量已經到了一個不健康的程度。多就是好的態度創造出壓力與緊繃，而壓力與緊繃又讓青少年幾乎不可能擁有平衡的生活與健康的睡眠。許多青少年都不覺得生活操之在己，因為他們所做的一切都是為了一個由家長、老師、校長跟教練勾勒出的未來。就算今天是一個每科都拿A、什麼運動都是校隊，而且在每個社團裡都很活躍的人中龍鳳，這種自己控制不了的人生（一切的意義都是為了一個由他人加諸在身上的未來）都可能導致焦慮與憂鬱。教育改革固然不在本書的討論範疇內，但我們也不可能光討論學生的幸福、平靜、自愛與睡眠，而隻字不提青少年的求學生涯如何與這些目標達成平衡。最最起碼，我們不能任由求學之路跟這些目標對幹。

就以對青少年的睡眠有巨大影響力的回家功課來說，學者的共識已經是小學生的功課在對學習無益之餘，還會導致家庭失和，導致學生討厭上學，即便如此，從幼稚園開始到小學的每一間學校都還是繼續在指派作業。海勒曾拿這一點去請教過她小女兒就讀的學校老師，結果其中一位老師給出了一個令人驚異的答案是：有家長要求老師要出作業。這些家長擔心要是不寫功課，他們的孩子會在學習表現上落於人後。高中作業的效用也有限，甚至於太耗時間的作業根本是弊大於利，因為晚間花太多時間寫作業會導致學生壓力變大，沒有時間跟家人與自己相處，更沒有時間睡覺。一項針對加州資優高中生的調查顯示青少年每晚平均花超過三小時寫作業（這只是平均，寫作業時間比這長的受訪者大有人在）。過半數的孩子說作業是他們主要的壓力源，且學者也發現了學生的心理壓力可以連結到各種生理症狀——這包括偏頭痛、潰瘍等腸胃問題、睡眠不足與身體疲累，還有體重下降。許多孩子都表示他們覺得作業沒有意義，也不好玩，更會讓他們沒有時間去發展興趣。一名家裡有三個青少年的媽媽跟我們說她為她家所屬那個「超用功」的紐澤西學區提起了訴願，主要是她家的高二生會動輒有一晚七小時的功課要寫（我們確認過她沒有說錯，真的就是七小時），因為考試跟各種報告會輪番上陣。她跟兒子針對大學先修課來了場促膝長談，並對兒子表示了做媽媽的她很擔心他的課業負擔，最終他也決定了不要修跟同儕一樣多的先修課（現在他已經要上醫學院了，而我們提這個不是要炫耀，而是要證明上進心不必然要表現在不健康的課業負擔上）。

給學校的實用建議：重新思考課業負擔並做出限制

我們常覺得功課多是天經地義的事情，不出作業就是老師的失職。但如果作業可以有彈性，可以由學生這邊發動，可以有其上限，而且可以發揮把課堂所學聯繫到現實世界中的效果呢？在國高中階段，校方能不能重新檢視、重新思考作業的意義，讓質比量成為更重要的考量呢？與其讓學生做二十題在課堂上教過的數學，學校能不能只出五題數學，然後叫學生多花點時間跟家人、朋友相處，還有晚上好好睡覺呢？他們的作業，可不可以是講述工程師如何用數學設計新穎太空船的 podcast 節目呢？

從兒童發展和腦部發育的角度觀之，學校可以為了降低學生壓力而做出的改變，就跟我們推薦用來保護健康睡眠的手段一樣：讓學生在學習上有更多選擇（藉此讓他們有一種自己作主的感覺，好增加他們主觀感受上的能動性，減少他們焦慮與憂鬱的心境）；把重點放在協助孩子釐清自己的興趣，讓背誦與分數成為配角。不少學校的課綱設計與課堂教學都反映了過時的教學觀念：由大人所選擇，偏短且天馬行空的課程；太早響又太大聲的鐘響；不按規定就會遭到的懲罰。這導致的就是智育上的刺激變少，學生的幸福感下降，在家的睡眠時數也會變短。

就連美國大學理事會（相當於美國的大學入學考試委員會）的執行長也在《大西洋》雜誌上撰文指出：

今日典型的大學入學申請表上有八到十處空白是給學生填寫課外活動的地方，而家長與學生都認定填入的活動愈多，申請上學校的機率就愈大。但在追求能填上一長串活動的過程中，學生培養出的只是流於忙碌的平庸，而不是持之以恆的專精……麻省理工已於近期調整了申請表的格式，新表格上面只有四格空白留給課外活動，且負責入學審核的教職員還在評估能不能再減到三格。尤其令人感佩的是他們還直接砍掉了讓學生填入九年級課外活動的格子，因為從麻省理工的角度來看，九年級是一個安全港——這一年是讓人用來改變想法，嘗試新事物的時間，不應該還想著要做點什麼來申請學校。

有趣的是當我們拿「他們最想給孩子什麼」問起家長，他們很少會給出什麼「我希望他能進全美第一的學校」或「我希望她拿到游泳比賽冠軍」之類的答案。他們會說「我希望他的人生能夠快樂」、「我希望她能喜歡自己」、「我希望他能成為一個善良的人去幫助別人」。但實際上很多孩子接收到的訊息卻是成功就等於平均分數比別人高、大學先修課修得比別人多，外加充實活動和志工時數傲視群雄。這就是治療師瑪德琳．勒文（Madeline Levine）所謂的「群體幻覺」，而也正是這種幻覺，導致了部分孩子產生了極端的高壓感受。

茱莉表示：我有一個揮之不去的「晝魘」（醒時做的惡夢）是我會反芻各種像是「要保持好平均成績」、「大學先修課的學分愈多愈好」、「課外活動要選能在大學申請表上加分的」的念頭，而這些都是我兒子在高中時代會接收到的訊息。如今已是社會新鮮人的他回首高中時代，仍舊會聊起那些超耗時間的壓力源，而我跟他說我感覺很過意不去，但即便時光倒流，我也很難想像他能跟主流體系對著幹。朝他發出這些訊息的除了身為家長的我，還有學校、同儕、親戚，乃至於圍繞著他的整個世界。這並不是我在鑽牛角尖。要是真能回到過去，我會把他找來聊聊。就算他白天已經練了三、四個小時的長柄曲棍球，晚上還得花幾個小時背一些莫名其妙的東西及寫大學先修課的作業到凌晨，我還是會把他找來聊。這麼聊不見得能改變什麼，但起碼當時的我們可以彼此坦承這是個很大的困境，可以一起把事情看清楚，一起腳踏實地跨出幾小步來扭正他失衡到超乎想像的生活。他除了需要更多的睡眠時數，也需要更多的時間去單純當個人，當個青少年，當個需要心理空間去思索各種意義問題的孩子，畢竟這年紀的孩子就該去納悶那些有的沒有的存在主義大哉問。如今我們也會跟輔導的家庭進行這些對話，因為跟正處於水深火熱之中的他們聊這些，對他們跟對我都不啻是一種療癒的過程。

那已經進入職場的年輕人又如何呢？

我們也輔導過一些年輕人，出社會沒多久，但已經因為工作而嚴重睡眠不足。不少年輕人都身兼多職，主要是在生活大不易的今日世界裡，他們常需要每週投入六十到八十個小時的工時才能養活自己，更別說投身消防隊或投資銀行等職涯的年輕人會動輒週工時破百。

受制於這樣瘋狂的作息，睡到健康跟舒服已經是數學上不可能的奢望。能去運動的空閒不用想了，能去發展外在興趣、與心愛的對象或家人膩在一起，還是單純放鬆開心一下的時間也都免談了。這種過勞生活的真正悲哀之處，在於企業其實只要縮短員工的工時，就可以順利地一方面節省成本，一方面也增加公司產出的質與量，須知員工只要獲得充分的休息與平衡的生活，那他們在職場上的工作表現與內在價值都會直衝天際。這類改變要發生在這些職場中，速度只會慢而不會快，畢竟很多人都有一種根深蒂固的觀念是菜鳥就是要經過磨練，就是要展現上進心，宛若那是一種職場的成年禮。諷刺的是，把員工操得太過，企業也是要吃虧的。

好玩，才是運動的初衷

年輕人熱中的各種運動，已經發展成市值動輒數十、數百，甚至數千億美元的產業：私人教練、高額的運動社團入會費、旅費。孩子們七早八早就開始專精各種運動，每天花大量的時間練習，也花大量的時間（跟重金）前往各地征戰。一家人能為了共同的目標奮鬥，是很棒的事情，但也有學生運動員的家人告訴我們這是一種很磨人、很失衡的生活，或是他們這麼拚命只是為了申請到好的大學。事實上，七成孩子都會在十三歲時放棄系統性的練習，因為代價實在太高。

運動不該是菁英運動員的專利。學生從事運動的重點不在於精益求精，為了練習而練習，而在於享受運動的樂趣。有些青少年跟我們說，「喔，我沒有專門在打棒球啦」或是「籃球我不是很擅長」，但運動就是運動，不是非要有比賽或有大人主導才叫運動。你可以去報名YMCA的休閒聯盟，也可以自己約朋友去公園投投籃或踢踢球，好玩就好！

在亞洲的韓國，激烈的競爭讓健康的睡眠幾乎絕跡。學校放學對不少孩子只是補習的開始，真正能回到家往往已經是晚上十點以後，但即便如此他們也要再念一下書才能去睡。一項針對韓國學生的研究發現週間有半數的學生會補習到午夜，且大多數人在週末或假日也有家教要上。韓國高中生嚴重的睡眠不足——最嚴重地區的青少年每晚只睡平均四點九小時——是身為韓國人必須付出的高昂代價，要知道韓國可是一個自殺率極高的國家。研究顯示韓國青少年中睡不到七小時一晚的人，他們有尋短念頭的比率是睡得到七小時之同儕的一點五倍。

我們有辦法屏除掉有毒的高壓跟過短的睡眠，用更好的辦法去教育下一代嗎？在芬蘭，小朋友不會那麼早開始上學（他們強調玩耍的重要），而開始上學後，他們也不會一口氣上一堆課。他們會針對較少的科目進行深入的探索，會長時間跟著同一位老師來培養師生的感情，會在九點才開始上第一堂課，會偶爾才少少地考一次標準化的考試。芬蘭教育的重點不在機械式的背誦，而在於具有深度的複雜思考。一項以各國學校作業為題的研究發現芬蘭的十五歲青少年花每週不到三小時的時間寫作業，但他們在學業表現的評量上無一不優於美國的青少年。事實上就算跟智育掛帥的（亞洲）國家放在一起比較，芬蘭的表現也毫不遜色，而這也格外突顯了芬蘭的優異制度。放眼聯合國教科文組織在全球兒童福祉上的調查指標，歐洲國家可以說稱霸了整個領先群。荷蘭、瑞典、丹麥、芬蘭、西班牙、挪威與德國都在整體的主觀福祉跟幸福、教育、健康等與孩子生活品質息息相關的指標上名列前茅。美國跟英國則在這排名中墊底。

你在家裡可以做些什麼？

選擇做法健康的學校。沒得選就算了，但如果有得選的話，你可以在挑選學校的時候觀察他們是不是八點半以後才上第一堂課（而且通勤距離不要太遠），是不是能讓學生有充足的時間待在室外跟運動，是不是有作業上限政策，是不是不鼓勵學生過度先修大學課程，是不是有突破傳統的課程選項，是不是讓學生有選擇的餘地，還有是否能體認到青少年也需要時間關機、休閒，還有與家人相處。最近有一名家長跟我們說她兒子的高中切出了一塊為時一個鐘頭的午餐休息時間，重點是這是神聖不可侵犯的一小時，校方不准家長在這個小時內排入家教或塞進任何額外的活動或練球時段——午餐時間就該好好吃飯。

選擇讓寫作業的時間有其上限。請教老師認為學生應該花多少時間寫作業，並跟他們溝通這個目標與現實的狀況有多少差距。跟你家的青少年討論若他們把準時睡覺的優先性放在作業之前，會產生什麼結果。世界末日會降臨嗎？他們會為了不想熬夜到深更而提高寫作業的效率嗎？為了睡眠而放著作業不寫，或許在短線上讓分數下探，但假以時日這些青少年絕對會在學業上後來居上，成為真正的領先者。

重新思考承諾的意義。想想你盤子裡盛著的各種活動與責任，哪些是你真正需要的（如養家活口的工作），哪些是你做起來開心的（球隊或嗜好），此外你能不能放掉一些事情來讓自己享受稍微悠閒一點的生活步調？我們發現不論是家長或孩子，都可以因為只專注在一兩件活動上全力以赴而過得比較開心，但前提是他們得懂得放棄想跟上「主流全餐」的念頭（自從社群媒體出現後，我們就一直被強化一種「吃碗裡看碗外」，什麼都要有才完美的心態）。

了解睡眠如何促進效率。這是睡眠很令人讚嘆的一點：睡得好，你便能讓效率翻倍。如果你是個每天靠六、七小時的睡眠在撐著的青少年，那拖延恐怕就會是你的習性，且隨便一個作業就得花上你好幾個小時才能完成。睡到八到十小時，你就能更快更早完成作業。你將能做出更令自己滿意的成果，只因為你在做的過程中會更清醒、更有創意。睡眠不足會滋生出無效率，而無效率又會讓你更難以準時就寢——這是一個惡性循環，一個你只能靠提升睡眠品質來打破的循環。

勿忘相親相愛的家庭四字訣。第四章介紹的F-O-N-D四字訣：家庭儀式、開放遊戲、大自然與休息時間，還記得嗎？它們是你可以用來減輕壓力及負擔的利器。最近一次學校下課時（當時因為疫情的關係，孩子們是居家上課），海勒陪起女兒做一項學校作業，內容是要比較螳螂和胡蜂的異同。因為課間的下課時間長達二十五分鐘，所以她女兒便趕忙想把這個報告搞定。「我問妳喔，」海勒說「妳會不會想蹺掉下一堂課來把這個報告做完，這樣妳就不用趕了，不是嗎？」母女倆經過一番討論，果然她們覺得沒錯，這樣比較合理。她女兒費了好一番功夫剪、貼、畫，然後不辭辛勞地拿毛根（一種美術材料，本體是絨毛鐵絲）捲在棍子上做成昆蟲模型。花較長的時間專注在單一作業上，可以讓生物知識在海勒女兒的腦中留下深刻的印象，這一點是匆匆忙忙趕著上下一堂課所做不到的事情。

給教練的實用建議：讓良好的睡眠成為賽場上的優勢

睡眠可以提升運動員的表現，降低他們受傷的風險。可以讓運動員在場上佔有優勢的各項因素，包括準確性、反應速度、移動速度等，都可以經由良好的睡眠獲得提升，以至於美式足球傳奇湯姆·布萊迪與美國職籃的「詹皇」

雷霸龍．詹姆斯都非常注重睡眠。一項研究在觀察了國高中的運動員後發現他們的睡眠量是受傷頻率的良好指標。求好心切的學生運動員往往會忍不住拚命練習，也不管練習的時間合不合理，長度會不會太長，但身為要對孩子的福祉負責的成年人，我們必須站出來，以身作則地示範何謂健康的行為。我們要考慮到練習的長度與練習時間會不會過早或過晚。好消息是睡眠可以促進技術的學習效果，亦即孩子們只要睡得好，他們的運動練習自然就會事半功倍。你可以根據第六章會介紹到的好習慣去跟孩子們談，灌輸他們睡眠如何有利於比賽、睡眠長度以多久為宜（理想值是九小時），還有睡眠品質該如何提升等的各種觀念。

身為家長、高中教師、輔導老師、校長、教務主任或運動教練，我們都可以盡一分力讓平衡、睡眠與福祉回到青少年的面前。你可以號召志同道合的家長與青少年來發起一個團體，然後以此為起點去促成校方的改變。藉由加入對話去推動大學入學審核標準的重新排序，去限縮大學先修課程在高中課程中的數量，去催生出一種比較從容的求學生活，去支撐公衛活動闡明電器在臥房裡出現就是不好，去促成學校設定更為健康的上課時間。你涉及的是哪一塊拼圖呢？你可以如何去馬上做出改變呢？

給睡眠優先之校方跟校隊的實用建議

- 把國高中生的上課起始時間改到八點半或之後。
- 除非天候不允許，否則盡量在室外展開新的上課日。
- 在教室內，盡可能在白天開啟窗戶跟百葉窗。
- 避免把較硬的科目及考試排在上午九點之前。
- 把睡眠知識連同食品營養等其他的健康教程，一併傳授給學生。
- 避免把練球時間、社團活動、球隊開會等各種課外活動排在上課之前，並把結束時間抓在晚上七點或八點之前。
- 考慮成立放學後的作業社團，並將充實活動與體育活動排在上課時間內，如此一方面減少行車時間，一方面體恤工薪家庭。一個孩子如果可以在功課寫完、體育畫畫與舞蹈活動也都參加完的狀態下於下午四、五點鐘到家，那他晚上就可以好好休息或跟家人相處。
- 建立毫無疑義的手機使用政策，規定孩子在校不准用手機，包括下課與自習。在校期間的真實的社交互動會幫助孩子感覺到跟人的連結（好補充前面提到過的維他命C）。

• 假設某天上不到全天，校方可以考慮讓學生晚到而不是早走。

• 單日作業量需有上限。小學可以徹底取消作業，或至少可考慮到四或五年級再開始給作業。讓高中老師加強協調，以避免數學考試跟大報告落在同一週裡面。或者你可以試著說，「我這裡有項家庭作業，那就是我想知道各位在四十分鐘內能完成多少作業。我沒有要用這東西來評斷你們，我只是真心想知道你們的程度到哪兒，這樣我之後備課或出作業才會比較有概念，才不會不切實際。」

• 在校內建立一間安眠室，並開放學生登記，授課期間或授課與練球之間的空檔都可以安心在那睡上四十五分鐘。

第2部

走出風暴：實用的工具箱

第六章
快樂睡眠者的五種好習慣

睡覺皇帝大。
身心回復最好的辦法就是睡一覺。能睡九小時會非常棒。
偶爾我甚至會睡到十小時。

——美國職籃詹皇（雷霸龍．詹姆斯）

我們生來，就是要睡覺的。

睡眠，是內建在人腦深處的能力，我們想睡覺的本能極其強勁。無可否認的事實是我們的肉身渴望睡眠。睡眠不是一件我們可以強迫自己或訓練自己去做的事情。

事實上，不知道你有沒有試過「逼」自己睡覺？如果有，你就知道那是不可能的。睡覺是一種自發的衝動。我們呼吸、進食、睡覺，都不需要學習。睡眠是人類與生俱來的能力，就跟地球上所有的生物一樣，我們睡覺不需要人指導。

只不過若真是如此，那一夜好眠怎麼會還如此可遇不可求？如果睡眠真的是這麼基本的人類本能，我們如今身陷的公衛危機又是怎麼回事？

這個問題的答案是，睡眠固然是天生的能力，但生於現代的我們卻會搬石頭砸自己的腳，拚命搞壞自己的睡眠，而這麼做的結果就是我們跟睡眠的本能產生了斷點。人為照明、電子媒體、超強的居家亮度、全天候的娛樂和新聞報導，只漲不跌的工作量與焦慮、不健康的活動與課表——沒有一樣不在壓抑我們睡眠的自然生物設定。睡意就在那兒，就在水面下等待召喚，問題是我們接收不上此一精密系統發出的暗號與化學信號。

對青少年而言，其睡眠受到的摧殘要遠比其他年齡層都慘（這話可不是隨便說說）。除此之外，青少年睡眠所遭到的攻擊還有另一個獨特之處，那就是攻擊者來自四面八方。其他年齡層的人，都不至於體驗到青少年所歷經的睡眠困境；青少年睡不好，有其獨樹一幟的難處。青少年的獨特生理混以無所不在的螢幕和社群媒體、超重的學業負擔、過早的上課時間——匯集出破壞睡眠超級風暴。

在本章中，我們會告知你的青少年孩子（跟你）可以採行哪些做法來讓身體回歸健康睡眠的自然模式。如今我們既已具備了晝夜節律運作的知識，也明白了原本就較晚的青少年生理時鐘會如何受到人為照明和心理刺激的影響而進一步延後，我們便可以從坐而言轉為起而行。而這些可行的步驟，我們稱之為快樂睡眠者的五種好習慣。良加操持這五種習慣，我們就能學著較早就寢、無痛入睡，睡眠長度與睡眠品質也會同步提升。結果就是社會性時差會收縮、心情會轉佳、專心程度與學習效果會進步、皮膚與肌肉會更加健康、免疫系統會獲得強化，慢性病將較不易上身。

在學習這五種習慣之前，我們要解釋兩大指導原則，因為只有把這兩個原則說明清楚了，大家才不是盲目地在嘗試一系列祕訣的皮毛，而是真正知道其深層的運作機制。這麼一來，你就能根據自身的生活與環境去應用這五種習慣。畢竟沒有人是完美的，沒有人可以每一次都絲毫不差地複製這些習慣。但如果你了解這些習慣背後的原理，那你就能根據自家的特殊性去因人制宜，並感覺對結果有一份主導能力。

首先讓我們先簡單介紹一下這是哪兩種原則，那麼等一一讀到那五種習慣了，你就會明白它們的方方面面是如何打造跟支撐起這兩大原則，又是如何能促成睡眠的進步。對這兩大指導原則了然於胸，將有助於你了解人睡覺的理由與過程。總而言之這五種習慣，是你可以從今天就開始實踐，具體可行的五個步驟。

原則一：原始睡眠——與晝夜節律達成同步。睡眠毫無疑問是一種天然的本能，但現代生活則跟天然八竿子扯不上關係。從許多方面來講，睡覺都是一門我們必須要向人類祖先請益的學問，須知睡眠的出現，本來就可回溯到人類演化的早期階段，當時人類還過著披星戴月，活在蒼穹之下的生活。在沒有人造光害的當時，人類很自然地會日出而起日入而息，同時其睡眠模式也比較能接受四季更替、白晝長度等各種自然力量的指導（別擔心，我們不會叫你六點天一黑就去睡，我們只會推薦你用一套特別的放鬆過程去模擬太陽下山，外加早上起床要曬五到十分鐘的太陽——這與其他步驟都是為了讓自然的力量為我們所用）。早期人類的生理時鐘與其跟睡眠相關的化學機制，都要更與自然密不可分。人造光源誤導了我們的生理時鐘，縮短了我們的睡眠長度，但我們並不是沒有能力也人為去撥亂反正。

還記得第三章提到過的宿營研究嗎？在那些實驗裡，年輕的成人會在沒有光害的大自然裡較早分泌褪黑激素，夜間睡眠的長度也會比較可觀。還有那個在參加營隊前都睡不著的青少年，他叫麥克斯，記得吧？在這兩個案例中，人都因為更加貼近了光暗與溫度的自然起伏而得以獲致最理想的睡眠。在我們的現代生活中，終日不滅的燈光與有恆溫空調的室內環境，都斬斷了我們與自然信號的聯繫——這也難怪失眠的問題會如此普遍。

當然啦，我們不可能為了睡覺就整年露營，但因為我們現在掌握了睡眠的底層機制，所以我們有另外一個選擇是把這些睡眠知識運用在日常生活中。而這種概念，就是所謂的原始睡眠，亦即用各種方式去模擬工業時代前的人類睡眠，而最能受益於原始睡眠的年齡層，就是青少年，因為如我們所見，青少年比小朋友或大人都有晚睡的傾向。這五種習慣，會有助於青少年去進行光照與作息的管理，進而改善晚睡的程度，促成自己早一點、快一點睡著，睡著之後維持久一點，醒來之後精神更好一點。我們還是要重申的是我們並沒有要青少年日入而息（甚至也不期待他們跟爸媽同時去睡），重點是我們要明瞭睡眠是如何有其與自然息息相關的運作機制，然後我們就可以讓自身的晝夜節律去盡量與自然同步，因為只要能做到這一點，對我們的青少年就會有莫大的好處。

原則二：睡眠泡泡——創造睡眠的框架。我們會睡得如此掙扎，其中一個原因是我們誤以為睡眠始於上床的那一刻，並終於鬧鐘響起的瞬間。這就變成我們衝衝衝，然後時間一到就要把睡眠卡進一個窄窄的時段裡，然後日復一日跳不出這個窠臼。但睡眠的運作並不是這麼一回事。睡眠在你躺上枕頭前很久就開始了，也不會因為你頭一離開枕頭就結束。睡眠的舞台，必須從就寢的一兩個小時前就開始鋪排，這樣促眠的化學物質才有時間慢慢爬升到需要的濃度。在夜裡，我們的大腦會隨時做好為了逃避危險而醒來的準備，所以我們必須讓自己確信自己安全無虞，才能順利地入睡。時間來到早上，我們體內的化學機制會慢慢轉為警醒與生產力導向。這些前中後的睡眠流程都刻印在我們的ＤＮＡ裡面，而且跟日月更迭與溫度起伏等自然力量的緩慢循環脫不了干係，

為了掌握這種放鬆、深度睡眠、一早重新出發的循環，我們會跟你分享一種我們稱為「睡眠泡泡」的概念。睡眠泡泡所考慮到的不只是你想得到的一夜好眠，且涵蓋了你為了能一夜好

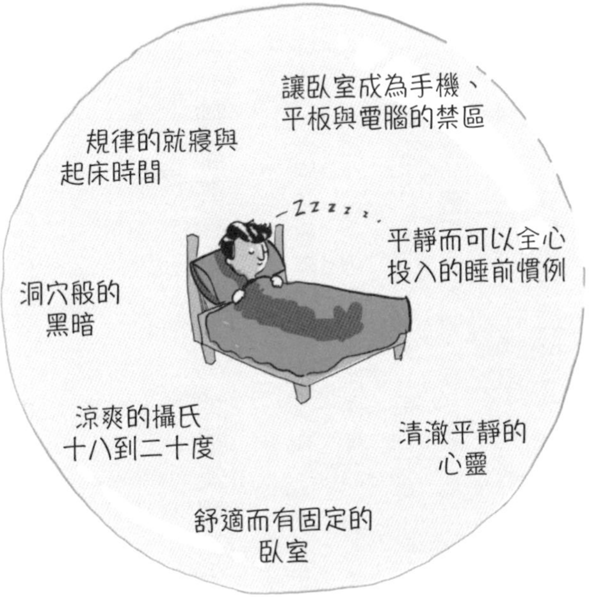

眠，在其前後所必須做好的一切準備。睡眠的序曲、睡前的平靜，還有你這天一早所埋下的身心伏筆——全都被包進了睡眠泡泡的半徑內。

如我們在第五章所見，過早的第一堂課是眾多學生的生活實況。雖然我們很努力想要改變這一點，但在那能成真之前，我們只能讓青少年早點上床，因為那才是讓他們收復寶貴睡眠時間的唯一辦法。我們要想辦法做到的，是協助青少年設定健康的就寢時間，並降低他們入睡的難度（對許多人而言只要睡著了，那就是天塌下來也吵不醒他）。睡眠泡泡之所以重要，是因為失眠的問題，不是青少年可以某晚突然想到逼著自己早點鑽進被窩，然後拚命想睡就能迎刃而解的。這麼天真的結果就是他們會充滿挫折感地躺在床上，怎麼樣也睡不著。睡眠泡泡的創造得集滿五種好習慣，特別是要建立放鬆時間、遵守盡可能固定的就寢時間、掃除房間裡所有的「睡眠小偷」，還有用特地的晨間作息展開新的一天。集這些習慣之力，我們就能讓青少年睡得更早、睡得更輕鬆、睡得更連貫與香甜。

健康的睡眠習慣 vs. 睡眠失調的治療

失眠等睡眠失調常需要具有一定結構性或在醫師監督下進行的療程，像是認知行為療法。要是你家青少年的失眠問題長期無法改善，即使遵循了本章的建議，數週後還是只能躺在床上睡不著，那你就有必要去找你的小兒科醫師或睡眠專科醫師談談。除了進行環境、時機與作息的調整以外，失眠的臨床治療往往涉及在醫師的指導下，以極為特定的方式協助青少年重組或改變思想模式或對睡眠的看法。

快樂睡眠者的五種好習慣

透過縮寫為SLEEP的五種好習慣，你可以調整現有的行為與作息，並藉此與你體內的自然睡眠節奏達成更好的同步，由此你入睡的難度會降低，入睡後的睡眠長度與品質則會提高。

這五種習慣是：

1. **S**et：**設定**睡眠時間
2. **L**ay out：**部署**三種作息
3. **E**xtract：**揪出**睡眠小偷（也就是會影響睡眠的事物）
4. **E**liminate：**消滅**光線，讓你的臥室化身為史前洞穴
5. **P**ractice：**力行**有利於晚間入睡的日常

這是五種相輔相成的習慣，你能改變或改善的元素愈多，得到的結果就愈好。只要能用這五種習慣打造出你規劃中的睡眠泡沫，那各種號稱能助眠的手段、心機、器材與裝置就都是多此一舉。屆時你的睡眠便會自我調節。你將體驗到輕鬆程度、長度與品質都前所未有的睡眠。每晚一旦進入了你的睡眠泡泡，你就會覺得少了幾分壓力，也會覺得跟你體內的自然節奏更加

融為一體，而這一點，又會反過來滋養你的睡眠週期。

習慣一：設定你的睡眠時間

還記得第三章提過人腦中有個計時器嗎？正因為有這個計時器，所以固定的就寢與起床時間會讓入睡跟保持睡眠狀態容易許多，而這一點又會進而讓你在清醒時展現絕佳的效率。我們的展望、心境，還有專注、學習、決策與創意等能力，都會有長足的進步。近期一項研究在觀察了年輕人後發現一如預期，睡眠時數與正向情緒成正比，但更加有趣的一項發現是睡眠模式的規律性擁有可與睡眠長度平起平坐的影響力。

人內部的生理時鐘會持續追著光線、食物、活動與社交暗示前進，來維持我們體內各個系統的節奏。我們何時入睡、何時醒來、何時看見陽光、何時吃飯、何時跟朋友聊天、何時檢查手機、何時運動、何時放鬆，都會記錄在我們的內在時鐘裡。如果這些線索與行為（特別是跟入睡、醒來、陽光與進食有關者）都發生在每天的同一個時刻，那我們二十四時制的內部時鐘就會記住這種規律，並開始每天按時發出固定的化學訊號。如果你七點起床並在一兩個小時內接受到陽光，那眼睛裡的特化細胞就會偵測到光線，然後電子訊號則會沿視覺神經前往大腦的主時鐘處通報：「天亮了。」你的大腦會記錄下這個時間，然後用一連串的賀爾蒙訊號促使你在未來數日的白天都變得更加警醒（也讓你在晚間更易入睡）。要是你在家創造出一個黑暗的環境，並每晚都在差不多的時間入睡，那你的內在時鐘也同樣會記下這個時間，然後每天快要到這個時間前就會開始分泌褪黑激素。入睡與清醒的規律性，會分別強化你警醒跟昏沉的化學訊號強度。

反之若你把入睡和醒來的時間改來改去，那你的內在時鐘就會被你搞得一頭霧水，體內的訊號也會因此被削弱。熬夜超過就寢時間，會讓你的大腦擔心起是不是你發生了什麼不正常的事情，進而導致其進入焦慮的狀態；這是你的穴居人腦在幫助你保持警戒，因為它相信你不會無緣無故這麼晚還不睡：或許你是在逃避凶險。褪黑激素會因此遭到抑制，壓力賀爾蒙則會升高濃度來助你一臂之力。一旦進入這種模式，熬夜與不固定的就寢時間就會讓你即便終於上床了，也難以馬上入睡，因為你已經跟身體的節奏脫節了——累過頭的你變得莫名有精神。由於二十四時制的時鐘存在於人體各個器官與細胞中，因此不意外地，規律的生活讓我們感覺比較好也比較健康。

褪黑激素補充劑與其他的安眠藥？

只要聽從信得過的醫師指示，安眠藥確有其可以發揮作用的餘地，而要是小兒科醫師或失眠專科醫師真開了這個藥，你也應該跟他們討論以安眠藥作為暫時性療法的原因。然而對多數人而言，身體的天然化學機制已經夠強，你只要調整睡眠習慣就足以帶動褪黑激素的分泌量增加。要是你家的青少年真的有睡眠問題，你正確的做法是去諮詢小兒科醫師，看是不是應該先按照本章提出的策略來釐清他睡眠能力的全貌，實在不行了再考慮去看失眠專科醫師，由專科醫師評估使用激素等安眠藥作為整體療程的一部分。

我們必須面對的現實是：固定的作息對青少年而言，是最難養成的其中一種習慣，而這麼說已經是客氣了。首先，過早的上課時間會逼著許多青少年在大腦還想睡的時候就醒來，並勉強地去遵循一種與他們內在排程不同步的外部作息（這當中的落差就是所謂社會性時差）。接著，許多青少年就會在隔天不用上學的晚上進入徹底的吸血鬼模式——跟朋友混在一起或打遊戲到三更半夜（別忘了科技非常樂於以青少年偏晚的睡眠時鐘為食）。熬完夜的隔天早上，當爸媽已經起床做早餐、看報紙、開始新的一天的同時，青少年還停留在深度的睡眠中。他會在他妹妹開始九點的足球練習時，還在進行完整而繁複的快速動眼睡眠。要是他最終在十一點醒來，那他就會完成了一夜完整的睡眠，惟此時他的內在時鐘將容不得他當晚在例行的時間就寢，到時社會性時差就會繼續下去。

在現行的上課時間框架下努力，我們或許無法把作息調到完美，但我們追求的不是最好，而是更好。讓睡眠的時間變得比之前更好，是我們可以達成的目標。須知即便只是進步個三十分鐘，助益都將是顯而易見。你朝著改善睡眠時間所跨出的每一步，都能讓你感覺更快樂、更健康、更有效率。

就寢時間、起床時間與睡晚的兩難

就寢與起床時間的公式

在國中階段，我們建議根據上課日的起床時間回推至少九小時，理想十小時。在高中階段，我們建議從上課日的起床時間回推至少八小時，理想九小時。

國中

就寢時間為起床時間前的九到十小時

就寢時間	起床時間
晚上 9:00–10:00	早上 7:00
晚上 8:30–9:30	早上 6:30
晚上 8:00–9:00	早上 6:00

註：我們強烈建議各位從此處的選項中挑出特定的就寢時間。

高中

就寢時間是起床時間前的八到九小時

就寢時間	起床時間
晚上 10:00–11:00	早上 7:00
晚上 9:30–10:30	早上 6:30
晚上 9:00–10:00	早上 6:00

註：如果你是高中一、二年級，那請自我挑戰一下，看你能不能用國中的公式去設定就寢時間。這當中的考量重點是學校的上課時間與通勤時間。真能做到這個程度，你就能達到健康與福祉的頂標。你將能用九小時的規律睡眠換得平日感覺體能更強、思緒更清亮、注意力更敏銳，做事的效率也更高。你的朋友與老師會說你的眼神銳利且清澈到好像變了一個人。就算他們不說，你自己也能感覺到自己沐浴在狀況絕佳的光輝之下。

睡意浮現時就把燈關掉

沒錯，我們希望你能準時上床，但更重要的是我們希望你能帶著睡意上床。追求規律的就寢時間是一個漸進的過程，你可以一次十分鐘，慢慢逼近你理想中的就寢時間。睡意是重中之重，因為只有睡意，才能確保你不帶著挫折感在床上翻來覆去。

從就寢時間與花椰菜談起

把固定的就寢時間放在第一位好好守護，是把覺睡好的第一課。有規律的就寢時間（外加正確的常規與種種好習慣），會讓助眠的賀爾蒙褪黑激素濃度提高，體溫下降——這兩點都是入睡與熟睡的關鍵。別說規律的就寢時間聽起來很無聊，先聽我們把話講完。沒錯，準時上床確實聽起來像是老媽會叫你去做的事情，就像她們也會叫你把花椰菜吃完。但要是你知道這麼做可以讓你氣色充滿光澤，讓你肌肉充滿線條，讓你個頭長高，讓你在田徑場上超車，讓你眼前的世界充滿光彩呢？這些全都是規律睡眠能帶給你的好處，而它們一點也不無聊。

我們沒辦法一彈指就讓學校的上課時間延後，或是讓高中作業變少（我們是很想啦），但我們可以在能力範圍內把睡眠的重要性拉前，建立規律的就寢時間。

但等等：你不可能一起心動念就從今晚開始九點半就寢，然後一覺到天明（當然如果你做得到，我們只會佩服你，絕不會攔著你）。光是早早上床但沒有把本章中的其他配套習慣養成，只會徒增你的挫折感。固定的起床時間、晨間的太陽、健康的晝間習慣、放鬆的儀式、黑暗的房間，還有科技的宵禁，都是讓規律的就寢時間能產生意義的關鍵。別忘了，睡眠之戰早在你上床那瞬間的很久之前，就已經開打了。

要讓得趕早上學的青少年每天準時就寢，毫無疑問是一件甚具挑戰性的事情，但危機就是轉機，這也可能是一件能改變青少年一生的事情。當然啦，人生難免有突發狀況會逼著你不得不錯過就寢時間，比方說要趕報告或某天校隊練得比較晚，但即便是那樣，擁有規律的就寢時間還是比較好，因為那代表晚睡於你是個例外，要是沒有固定的就寢時間，你晚睡就會變成常態。

你的目標是盡量遵守就寢時間，落差抓一個小時以內，就算是週末跟假日也不能例外。國中生或高中新鮮人的爸媽多少還能對孩子在週末的作息有些許影響力或發言權，但隨著孩子接近高中畢業或剛剛升上大學，家長會愈來愈無力插手孩子在這方面的人生。到了這個點上，家長能做的就是在睡眠與科技使用的習慣上以身作則，然後用身教加道德勸說提高孩子們從善如流的動機。

起床時間：跟太陽公公說嗨，然後按下啟動鍵

我們醒來之後會看到太陽、吃起早餐、開始跟家人朋友對話，而這些行動都會為我們的內在時鐘按下啟動鍵。褪黑激素的濃度會下降，啟動活動性的可體松濃度則會上升。接下來的一

整個白天，我們的警醒程度、化解問題的能力、飢餓感、活動力，乃至於各式各樣的腦部與身體功能都會經由啟動鍵發出的訊號來進行同步。規律的起床時間也直接關係到就寢時間的睡意能順利產生。

光療

光療主要用來治療青少年的睡眠問題，特別是青少年的嚴重失眠（很晚睡且早上起不來）。光療的內涵是在特定的時間以特定的長度，讓人暴露在特定波長的光線中。當光線進入眼中，相關訊號就會沿視神經前進並抵達視交叉上核，讓大腦知道現在是早上了。亮光的照射會實施在青少年醒來時，然後在某些案例中，這種起床後接受光照的時機會逐步提早，為的是讓人體內建的晝夜節律習得新的作息，也讓睡覺時間慢慢提早。只要持之以恆，此舉便能重設並強化青少年較早的就寢時間與起床時間，因為大腦會自然而然接受這麼一個新的模式。對多數青少年而言，陽光就能達到這個效果。但如果有部分青少年沒辦法接觸到自然的陽光（因為氣候因素或本身毅力不夠），那麼可攜式的光源就可以派上用場。光療有可以重設人體內部時鐘並讓人白天精神更好的效果，長期而言還可能可以作為非內服的抗憂鬱劑使用。

對青少年而言，起床時間主要取決於上課時間。根據上課時間、通學方式的不同，早上要完成的事情或盥洗更衣的速度不同，每個青少年的起床時間也會有差別。如果你是早上七點起床，那其實已經不算差了（雖然最符合自然的時間是八點）。如果你得在六點起床，但晚上又很晚都還醒著的話，那就非常辛苦了。我們知道有不在少數的青少年得在五點起床，而這已經算是有潛在危險性的作息了。

簡短但愉快的晨間活動與五到十分鐘的晨光，會有助於增強你規律起床時間能發揮的生物性力量。

抗拒爽睡賴床的誘惑

遇到週末和假日，熬夜加賴床補眠就會變成令人難以抗拒的誘惑組合餐，但此舉若做得太過火，我們的社會性時差就會惡化，從週末過渡到週一早上的調整也會變得額外痛苦。能在週六早上睡到自然醒，固然感覺是很奢侈的事情，但要是沒有節制，我們之後的睡眠就會遭到反噬。在週末，由於週間能秉持睡眠高標準的高中生少之又少，所以最好的辦法就是折衷一下，稍微睡晚一點但不要晚到讓體內的時鐘遭到迷惑。對多數國高中生孩子而言，比平日多睡一個小時就足以讓他們享受到完整睡眠的好處，但又不至於影響到週間的作息。要是你家青少年的作息極端到週間的睡眠被嚴重剝奪（某些高中生有著極早的課表跟成山的作業也是事實），那麼他或她或許就需要在週末睡晚一兩個小時。說起如何在週末或放假後調整回上課日的作息，你可以以讓他們每天將就寢與起床時間提早十五分鐘作為目標。

能在週末或假日保持規律的起床時間並去曬五到十分鐘的太陽，會非常有助於青少年保持腦部與正常作息的同步，讓他們得以準時就寢。暑假期間，青少年可能會進入一種更接近他們自然生理時鐘的「夏令生活作息」。由於早上晚起會導致當晚極難準時就寢，因此這個循環將會延續下去。我們常建議就寢時間睡不著且需要讓睡跟醒與晝夜達成同步的青少年去找份暑期打工或參加夏令營，因為這會逼著他們在早上走出戶外。我們後面會再提到早上曬太陽的祕訣，跟那可以如何協助青少年維持週末作息正常。

整體而言，我們並不推薦五到十五歲之間的青少年睡午覺，理由是這會影響他們晚上的睡眠，讓社會性時差惡化。在十五歲之後，如果你的高中上課時間很早，而你又有球要練跟大量的作業要寫，那你所累積的睡眠債就會多到午覺可能會有點幫助。關於午覺問題我們後面會再詳述。

現在讓我們統整一下，就包含週末在內的作息進行全盤的考量：

簡單的鬧鐘

老派的鬧鐘是家中每個人都少不了的東西，且非常有助於讓螢幕退出臥室。最理想的鬧鐘要符合下方的條件：

國中

就寢後九到十小時起床

就寢時間	起床時間	就寢時間（週末）	起床時間（週末）
晚上 9:00–10:00	早上 7:00	晚上 10:00–11:00	早上 8:00–9:00
晚上 8:00– 9:00	早上 6:00	晚上 9:00–10:00	早上 7:00–8:00

高中

就寢後八到九小時起床

就寢時間	起床時間	就寢時間（週末）	起床時間（週末）
晚上 10:00–11:00	早上 7:00	晚上 11:00–12:00	早上 8:00–9:00*
晚上 9:00– 10:00	早上 6:00	晚上 10:00–11:00	早上 8:30

註：如果週六實在做不到，那至少嘗試在週日早上遵循上述的起床時間——如此週一早上的衝擊就會小一點。請注意我們仍讓平日得六點起床的高中生在週末睡到八點半，因為平日六點起床實在太早了，所以我們讓他們週末能睡到八點半來還點債，但又不至於打亂他們的內在時鐘。或者青少年也可以選擇在週六睡到九點來補眠，然後在週日只睡到八點來為週一早起做好準備。

- **暗（不發光）**。這感覺是個小細節，但實則不然。光會發送「該醒了」的訊號到大腦中。半夜為了看時間而接收到發光數字的刺激，你的大腦就可能被喚醒，所以你有必要選一個整晚都不會亮的鬧鐘。
- **低科技且安靜**。你的鬧鐘應該要簡單且安靜，且不能上網或提供不必要的資訊，更不要有些有的沒的用途。你要追求極簡的設計與功能性。我們偏好指針式的類比鬧鐘而非數字式的數位鬧鐘，因為前者往往不會發光且設計更為單純。夜裡看到數字除了不必要，更可能引發焦慮與失眠。
- **放鬆時間也要設定鬧鐘**。盡量選擇可以設定在兩個時間響起的鬧鐘。除了起床時間會響以外，最好你睡前該開始放鬆的時間也能響。放鬆的鬧鐘一響，你就該開始把電子裝置收起。這麼一來，你就能建立清晰的外部時間線索（也就不用媽媽囉嗦），就能讓螢幕退出臥室，也就能有一項利器去訓練全家人的內在時鐘。
- **多睡五分鐘，會壞了大事**。貪睡鍵萬萬按不得。賴床不會為你爭取到睡眠的品質，它只會打斷你的睡眠模式；賴床不會讓你在起床後減少茫然頭昏的感覺。與其把鬧鐘撥早然後反覆地賴床，不如直接把鬧鐘撥在你非起來不可的時間。要是你對貪睡鍵沒有抵抗力，那就把鬧鐘放在房間另一端的櫃子上，這樣你為了按掉鬧鐘就一定要起床。

海勒念國中的兒子喜歡在關燈睡覺前閱讀。她於是給兒子買了盞不會發射藍光或白光的睡眠友善閱讀燈（藍光與白光會壓抑褪黑激素的分泌而導致失眠）。海勒的先生則買一只不發光的計時器（這產品特意設計得格外陽春，除了計時以外沒有其他功能）。有了這個計時器，海勒的兒子就能決定自己要看多久的書（通常是十五到三十分鐘）。計時器一響，他就知道該關燈入睡了，他不再需要手機或時鐘來提醒。這種辦法對不習慣用鬧鐘的孩子特別管用。

輕重緩急與時間管理

過多的功課與五花八門的活動（還有時間很晚的球隊練習、比賽、會議、工作和事件）都會讓健康的睡眠作息變成數學上無解的任務。有高中的新鮮人跟我們說他決定不去參加籃球校隊的甄選，只是因為校隊的活動太花時間，對身心的耗損太大。這是一個重大的決定，但長期而言也是讓他滿意的決定。他很迷電腦，也把精神都投入在電腦上（並最終在大學主修了資訊科學）。運動確實有很多好處，從事運動可以鍛鍊身體、培養社交能力、強化自律，同時還能讓人獲致受用一生的球技，但青少年不能什麼都想要，他必須有所取捨。如果我們不以身作則地宣揚平衡與自愛的好處，那孩子們就會被逼入不健康的無眠生活中。一個活潑的八年級生過著跟全家人一起四處旅行的棒球人生——他們全家都熱愛棒球——而他跟我說他的成績在下滑。我們建議他跳過額外的重量訓練，不要再想勉強將之塞進每晚的空檔。當然這讓他得以睡多一點，而睡多一點又讓他不僅日子好過了些，而且也不再被作業壓得喘不過氣（順帶一提他在冠軍戰中敲出了兩分全壘打）。

同樣是滿滿的行程，調整事情的順序也能讓人感受不同。你可以捫心自問：什麼是你一天當中感覺最棘手、最有挑戰性，甚至最害怕的事情？如果有這樣的事情，就請你將之挪到最一開始，因為這麼一來，你那無可厚非想拖延的心情就能在最大程度上被破解。反之若將之排序在行程的後面，你想逃避的情緒只會不斷累積。記住，好的睡眠可以促進你的生產力與效率。要是你在閱讀的時候睡著、在寫報告的時候腦筋一團糨糊，或是你以為一個晚上可以搞定的報告花了你幾天，那你就該知道自己得好好睡覺了。

習慣二：部署你的三種作息二十四小時的睡眠泡泡時間線

好的，現在就讓我們踏進放鬆用的睡眠泡泡，準備進入就寢狀態吧。記住，睡覺也需要「前戲」——我們不可能像趕末班車那樣在最後一刻衝進泡泡，然後照樣跟泡泡「勒索」八到十小時的優質睡眠（當然有人就是做得到，那我們只能恭喜你天賦異稟）。包括我們在內的大多數普通人，都必須刻意去營造出自己的睡眠泡泡。而想要營造出睡眠泡泡，具體而言你必須打造

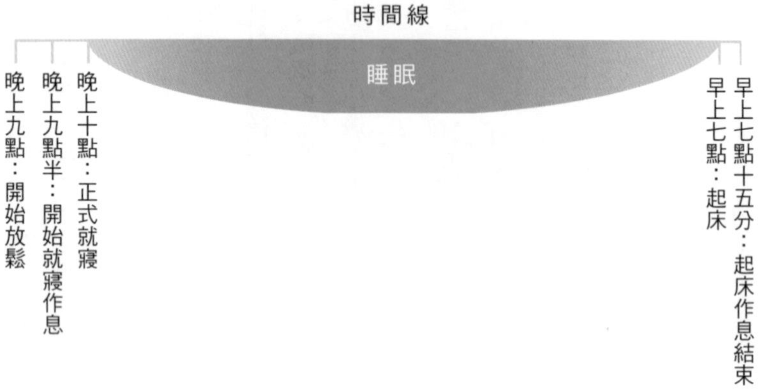
時間線
睡眠
晚上九點：開始放鬆
晚上九點半：開始就寢作息
晚上十點：正式就寢
早上七點：起床
早上七點十五分：起床作息結束

入睡之前與之後的三種作息都是一夜好眠的支柱。

出三種作息，其中兩種是在睡前，一種是在起床後，但一樣的是三者都是睡眠泡泡的中流砥柱。

能被稱為作息的東西必須要具備兩種特性，首先是可預測，再來是可重複。這些作息在我們的睡眠泡泡四周提供了極佳的緩衝保護。人不分男女老幼都可以受益於作息的可預測性，尤其是考慮到我們會在睡前偶爾感到脆弱。固定的作息可以幫助我們不要胡思亂想，進而可以讓我們冷靜下來進入「自動導航」。知道接下來會發生什麼，也知道有一個架構可以支撐這些事情發生，會讓我們覺得篤定，覺得心安。

你要建立的三種作息是：

1. 放鬆作息（睡前一小時）
2. 就寢作息（睡前十五到三十分鐘）
3. 晨間作息（起床後十到三十分鐘）

放鬆作息（上床前的一小時）

睡前的一小時是所謂的放鬆時間。放鬆時間與其說是一組固定的活動，不如說是一種注意力與環境的轉移，其重點在於透過降低壓力值來創造一種輕鬆的感覺，由此你必須避免討論財務、大學、校內話劇等重大的話題，也必須遠離具互動性且會引發心流的電玩、電郵、文字訊息、社群媒體。睡眠科學家馬修．沃克指出，沒有人會用百公里的時速把車停進車庫，而這也就是放鬆的原理，放鬆就是睡眠的序曲，就是讓我們減速的匝道。放鬆時間的目的是讓我們把心思轉到一些被動（但不失趣味）的活動上，讓這些活動幫助我們舒緩、鬆手。放鬆時間的一個重點是要減少家中的光量。關掉太亮的燈並收起手機、平板與電腦。只要這麼做，你就能慢慢切進原始睡眠的心境，按照模擬晝夜轉換的暗示進入你的睡眠泡泡中。

睡前放鬆的兩大因子——輕鬆感及光量的降低——其實都不難，但就是需要時間養成習慣。放鬆與就寢作息都用上了俄國心理學家巴夫洛夫的古典制約反映，利用睡前各種規律的暗示與行為來引發我們要的結果，也就是一夜好眠。

心情的放鬆與照明的變暗，會讓我們下定決心不再動搖，而這樣的心境便能守護住我們的睡眠泡泡。我們就是要刻意做到這種程度，才能讓睡意佔得上風，而生理上偏向晚睡且晚上回到家還飽受手機、電腦、作業、社交等心理刺激的青少年，就更不用說了。他們更需要透過放鬆時間來完成睡前的緩衝。

放鬆時該做	不該做的事情
燈光調暗	把燈全部打開
跟朋友說晚安或明天見	繼續跟朋友傳文字簡訊
看電視上的電影	在床上用筆電工作
拿出筆記本畫畫或寫日記	打電動
讀本喜歡的書	看 YouTube 影片
換上你在疫情期間買的新睡衣	繼續穿著上學穿的衣服
遛狗	展開一個令人興奮的新計畫
結束手邊的烘焙工作	吃超大的墨西哥捲當宵夜
跟家人玩拼字遊戲等桌遊	刷臉書等社群媒體
沖或泡個熱水澡（有助降低體溫來助眠）	傳簡訊給好友聊學校的話劇
聊聊狗狗當天做的蠢事	討論放棄參加籃球隊這個令人揪心的決定
聊聊你在機器人課上做的事情	開始研究怎麼存大學學費
分享家人間的趣聞	跟你家的青少年討論如何加強衛生習慣
看《二〇〇一：太空漫遊》	看《厲陰宅》

在放鬆階段，你要設法抗拒想最後一次檢查電郵跟想看最後一眼訊息的衝動。你想幹嘛我們都很清楚，真的，所以不要抱著僥倖的心態，我們是認真的。這一開始真的需要很大的決心，因為就像要把電腦跟手機關掉並收到臥室外的指定地點一樣，這也非常違反我們的慣性。但事實是那些訊息沒有長腳，它們隔天一早還是會好好待在那兒，而且到時你反而可以更神清氣爽地知道該如何回應。你晚上哪怕多看一眼手機，都有可能又發現一條讓你覺得有趣、刺激、奇怪、挫敗，或任何一種會撩撥情緒的訊息，更別說伴隨那些訊息，還會有光線直射進你的眼睛，讓「該起來了」的信號進入你的大腦。也就是說，這最後一眼會戳破你的睡眠泡泡。

我們把放鬆時間用在嬰兒和幼童身上，效果非常好，因為他們能把這種朝向冷靜、和緩的居家感受吸收到體內。由於他們這個年紀一定要午睡，也不可能比爸媽晚睡，所以放鬆的儀式可以讓他們免除掉對家中活動「欠缺參與感」的恐懼。他們會在放鬆儀式中感覺到全家都要去睡了。我們會讓他們跟客廳與廚房揮手說晚安，對窗外揮手說晚安，對家中的貓貓狗狗說晚安，然後再把他們帶進臥室展開睡前儀式。隨著他們讓身體把自己帶入夢鄉，他們會感覺安心、篤定，會覺得放手不難。由此不僅入睡不再是難事，就連因為覺得自己錯過了什麼而在半夜驚醒的機率都會變低。青少年版本的「參與感焦慮」同樣可以透過睡前的放鬆時間來化解。

就寢作息（睡前的十五到三十分鐘）

嬰兒與小小孩有著最豐富的睡前作息：洗澡、唱歌、讀書、抱抱，乃至於一干爸媽絞盡腦汁而滿懷愛意地構想出來，講究得很的儀式。一般而言，我們會發現來到國中階段，爸媽對睡前的儀式就會不再那麼堅持，而孩子也會開始自己（帶著一堆不良睡眠習慣）把自己送上床。再來到高中階段，能稱得上就寢儀式的東西往往已蕩然無存。

睡眠的科學與心理學很顯然確立了一點，那就是人不分男女老幼，都能在睡眠的品質與感受上受益於就寢儀式，因為我們的身體會接收到儀式的暗示而分泌褪黑激素，並開始關閉各種喚醒機制。我們會在身體的暗示下放慢思考的速度，開始跟親朋好友說晚安，開始放下腦中原本放不下的事情，也開始放手讓今天變成昨天。每天以同樣方式展開的步驟具有可預測性，可預測性會讓這些儀式成為我們潛意識的一環，而第四章已經告訴我們潛意識是創造新習慣的關鍵。誘發睡眠的就寢作息透過其各個步驟，會發送睡眠時間近了的訊息給我們的大腦。

理想的就寢作息包含該做的事情（在另外一個房間給裝置充電、調暗光線、換上睡衣、刷牙洗臉），還有會讓人想做且相對不用花精神的事情（跟某個家人聊聊天、寫日記、讀本書）。要是你家的青少年喜歡在睡前沖或泡個熱水澡，那你可以讓他們在最後關頭再做這件事。研究顯示熱水澡有助於人入睡。

就寢作息的範例：

年輕青少年

刷牙

換上睡衣

寫日記

在床上（用睡眠友善的照明）讀本書

最後跟爸媽、手足或照顧者聊個天

熄燈

中段青少年

換上睡衣

跟家人在沙發上追一集劇

刷牙

最後跟爸媽聊個天

在床上（用睡眠友善的照明）讀本書

年長青少年

喝杯花草茶，跟家人最後聊個天

洗個熱水澡

刷牙

寫日記

聽有聲書、冥想課程、音樂，並設好自動關機（關於被動休閒後面會再詳述）

熄燈

失落的閱讀藝術

閱讀作為一種休閒育樂，已經沒落好一段時間了。在一九七〇年代晚期，六成的十二年級生說他們幾乎每天都會看書或雜誌。這個比例已經在二〇一六年降至僅剩百分之十六。

把你的作息寫成白紙黑字。寫成文字的明確步驟會讓我們感覺到能動性跟自主性。你可以在文字紀錄中納入各種你喜歡的步驟，多中二、多三八、多讓人想尖叫都沒關係。跟寵物說晚安、規劃早餐的菜色、在昏暗的浴室沖個熱水澡、戴上眼罩、聽podcast，乃至於任何讓就寢作息感覺舒適的節目。

晨間作息（起床後的十到三十分鐘）

時間來到早上，你要在你的泡泡中創造一些時間與心理空間，意思是你不可以一起身就跑去打電動、回簡訊或刷臉書。一如就寢作息，早上的你也要一方面把心思放在一些單純、有趣或愉快的事情上，一方面避開時事、課業與人際關係等複雜且會戳破你泡泡的事物。許多家長都跟我們說他們的孩子會在週末早上起來打電動，結果該說不意外嗎？他們都能起個大早！海勒在她的小孩念小學的時候，也目睹過這種現象，所以她決心要守護好晨間時間來作為早餐、放鬆、玩耍、閱讀，反正只要不上網都好的各種活動之用——而這麼做也讓她的孩子得以奇蹟似地睡到早上該睡的最後一刻。試著給自己十到三十分鐘的時間去完成愉悅而不複雜的晨間作息，在這之前都不要去檢查工作或社交上的事情。這乍聽之下有點強人所難，但你就先試試看，不知不覺中你就會養成一個好的習慣。

晨間作息的範例：

洗把臉

喝杯檸檬水

沖澡

播放起床音樂

看看窗外來確認天氣

換衣服

做早餐，然後花五到十分鐘在室外吃早餐（要是你忍不住想檢查電郵跟訊息，就趁現在）

刷牙、擦防曬乳

檢查背包、作業及當天活動需要的東西

週末的建議行程有：帶狗出去遛遛、在戶外拿出日記，寫下你夢到了什麼、剷雪、騎腳踏車兜風。以上種種都能讓你曬到有助於晚上睡眠的晨光。

習慣三：抓出你的睡眠小偷（幫倒忙的睡眠連結）

對我們許多人，特別是青少年而言，睡眠都得面對一種東西的耽誤與壓抑，那就是與睡眠有所聯繫但又有礙睡眠的各種事物，俗稱「睡眠小偷」。這群鬼祟但又強大的程咬金最愛做的，就是讓我們該睡的時候睡不著，睡著之後又睡不牢。睡眠連結包括我們在產生睡意或進入夢鄉的期間內所從事的行為，或是從環境中獲得的感官線索（你可以將之想成人後天習得的入睡條件），包括但不限於在手機上看文字、眼睛快睜不開了還在跟朋友聊天或傳訊、音樂或電視的聲音、來自某種聲音機器的類波浪聲、黑暗（你判斷得出哪些是好的連結，哪些又是壞的連結嗎？）我們在睡著前所做、所看、所聽見的一切，都可以歸為我們的睡眠連結，而這些聯繫物控制我們睡眠的程度之深，會讓你大吃一驚，主要是它們能在我們心中創造出特定的心理與行為模式。時間一久，這些連結會與我們的入睡行為掛鉤，至此我們的身體會開始產生期待。人不分年齡都會有睡眠連結，問題是睡眠連結不都是好的，我們許多人會在不經意間創造出幫倒忙的睡眠連結，讓我們更做不到心靈上的斷捨離，也更難入睡。這些睡眠小偷會壓抑我們的睡眠化學機轉，也會干擾我們夜間的睡眠穩定。

你可以將睡眠連結想成你就寢作息的最後一哩路。它們涵蓋黑暗、涼風、風扇或自然的聲響，podcast 的節目聲音，或是床鋪的觸感，乃至於各種環境的線索。但除此之外，睡眠連結也包含你在墜入夢鄉時的思想與情緒。我們聽人說過他們在睡前想到過在森林裡健行，或浮在水面上或雲朵之上（有益的連結），也有人說他們會在睡前擔心未來或反芻過往（無益的連結）。這些環境線索與思考模式如果反覆出現，就會變成一種睡眠連結。

只要將無助的連結加以發現並移除，後續的睡眠就會變得出奇容易，因為有益的睡眠連結都具有單純、合邏輯，且因人而異的特色。創造有益的睡眠連結，其實是容易的部分，因為睡眠是本能，真正困難跟會招致青少年或你自己抗拒的，是移除無益的睡眠連結。

想想你就寢作息的尾聲，也想想你在入睡時都發生了些什麼，看看那當中有沒有你的睡眠連結在竊取你的睡眠。

睡眠小偷／無助睡眠的連結會讓自然的睡意難以主導全局，也會讓人更容易在半夜醒來。這些睡眠小偷包括：

一、**對原始睡眠不友善的白晝訊號**。光罩會發送「現在是白天」的訊號給我們的內在時鐘。家中的手機、平板、電腦、電視與電子光源都會壓抑睡眠，因為光會發訊給大腦說現在還不是分泌褪黑激素的時候，進而讓睡眠的難度升高；我們會因此無法產生睡意。還記得第三章提過青少年的晝夜節律原本就偏晚，加上對光特別敏感，所以入睡時間較容易延後嗎？房間裡有LED光條跟看手機都會讓我們的睡眠被偷走。我們最近聽一個十五歲的孩子說他在疫情期間把電腦搬到他的臥房裡做功課，但最近他發現他的滑鼠會泛紅光，而且紅光還會轉，轉到他睡不著。這對他來講是一大發現，因為他抓到了一隻睡眠小偷。

二、引人入勝的東西。睡眠連結若會刺激思緒、興趣與情緒，就會讓你難以成眠。任何會讓你感到焦慮、憤怒、悲傷、好奇、興奮、害怕、嫉妒的事情都會讓你醒著，就算你的身體很累也是一樣。傳訊息、刷臉書、打電動，都會導致人揪著一顆心而沒辦法盡快入睡。這樣的失眠動輒會以小時計。這些互動式的干擾會讓我們進入某種心流，因為科技公司用演算法精心調校出來的這些產品，就是要吸引我們的注意力，讓我們欲罷不能。因為負面情緒而無法入睡的青少年會一不小心就打起電動或刷起臉書，希望藉此散心來幫助睡眠，但問題是這兩種活動會把心散到另一個讓人睡不著的心流狀態中，想停都停不下來。後面我們會詳述被動的休閒有哪些，至於附錄裡則會介紹放鬆的工具。

三、讓我們把注意力外移的東西。有些睡眠連結會導致我們向外發展，讓我們無法讓天然的自我舒緩能力主導睡眠，這些也算是睡眠小偷。一如有些睡眠連結特別引人入勝，最常見讓人注意力外移的情形就是邊睡邊玩手機或平板。要是某青少年鑽進被窩後繼續刷社群媒體、打電動、看 YouTube，或跟朋友視訊聊天，她就得在激動、納悶、擔心與對外在世界進行觀察的狀態下入眠，而這是有難度的。而且在這樣的狀態下入睡，她半夜醒來機率也比較高，因為睡前的那些活動會讓她在淺眠中一感覺到有光，就會本能地去伸手檢查手機，或是就會想起不久

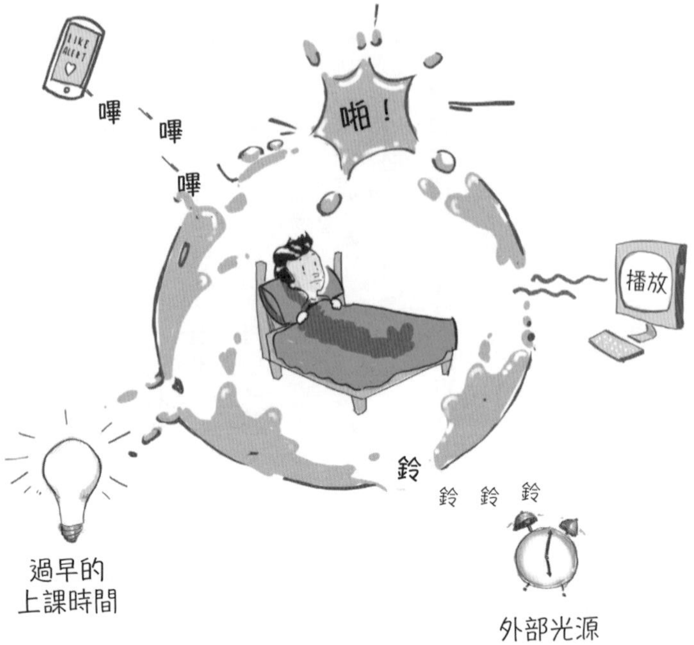

前才經歷過的遊戲、影片與對話。每當有這些聚焦在外部的睡眠連結在場，我們的睡眠就變晚、變碎、變短，變不足，且我們纖細的睡眠泡泡也會破滅。

四、就寢後與半夜間的變化。

要是就寢時間有光線、聲音、頁面、訊息、互動等干擾因子陪著你入睡，那你半夜醒來的機率就會變大，因為你的大腦會更容易注意到夜間的變化。事實上第二、三、四種睡眠小偷會共同作用，因為一旦我們入睡的當下腦子還在聚焦外部的事物，而這樣事物又在半夜突然出現變化的話，那種不良睡眠連結的拉力就有可能把我們拉出睡眠的狀態，這包括：裝置可能關機、可能打開、可能你在恍惚間覺得有訊息傳來，可能你隱隱擔心起朋友最後告訴你的某件事，可能你會想起電玩可以破關的某個靈感，可能我們沒關的電視或音樂或出現聲光的改變。這樣子醒來會讓我們頓時陷入焦慮中，而且驟然驚醒後的我們會很難重新入睡。就天然的睡眠週期而言，我們原本就會每九十分鐘「部分醒來」，但早上起來我們基本不太會記得這樣的事情，因為那種半醒的狀態在夜裡稍縱即逝。但要是有不良的睡眠連結在場推一把，則那些短暫的半醒就會變成眼睛睜開的全醒。你可以想像在電影裡的一幕，女主角迷失在森林中。天色慢慢變暗，最終她蜷曲在樹下，心慌意亂地發著抖睡去。然後無可避免在凌晨時分，她像被電到一樣猛然坐起，杏眼圓睜地回到了睡著前那個驚恐莫名的瞬間。當然現實人生不會像電影裡演的那麼戲劇化，現實裡我們頂多就是剛打完電玩「決勝時刻」或幫朋友解決完某個問題就昏睡過去，但這兩者在大腦的運作上並沒有太大不同。

揪出睡眠小偷並將之排除是重要到不行的事情。一旦掃除了害群之馬，有益的睡眠連結就可以探出頭來。下表列出了各式有益的睡眠連結，而它們的特色就是有助於原始睡眠（黑暗且涼爽）、無聊（無聊聽起來好像有點搞笑，但重點是不要讓人興奮起來）、焦點朝內，且具有持續性。你只要比對一下表中的兩欄就可以明白我們的意思。

有益的睡眠連結	無用的睡眠連結
黑暗涼爽的房間	光線
毯子、枕頭的觸感還有身體姿勢	睡前還擺在你房間裡、手中、枕頭上的手機
安靜的房間、自然或電扇的聲響	打電動
我們內心的空間、我們內心的思想與畫面	在睡前收發訊息或郵件
簡單的冥想與放鬆用的呼吸	睡前還在刷社群媒體或新聞
被動的休閒：聽特定的音樂、podcast 或有聲書（但記得要在睡前主動關掉）	看 YouTube 或其他平台上的影片
換上好穿的睡衣，鑽進舒適的被窩	跟朋友視訊
	用手機看書
	在床上或睡前進行有壓力的對話
	睡前還在看超緊繃、高壓或張力十足的影片、電影、電視劇
	在沙發等不是床上的地方睡著
	會在夜裡改變或自動關上的聲音

留意那些適用在你身上的睡眠連結（茱莉喜歡在極暗且極涼的房間裡使用可放鬆的呼吸法，並且她會用大量的枕頭來讓自己感覺舒適。海勒會打開電扇，也打開閱讀燈來看書，然後她會闔起書，把她最喜歡的枕頭拍鬆側躺，把棉被往上拉到剛好蓋住耳朵）。

有益的睡眠連結會告訴大腦此時此刻沒有任何有趣、麻煩，或值得注意的事情。身邊一切的一切既正常又安穩，大小事都已塵埃落定而無須煩惱。我們這天算是告一段落了。能做到這樣，我們的大腦就能安心地分泌促眠的化學物質。有益的睡眠連結包括你最愛的枕頭、電扇聲或下雨聲，你的眼罩、祥和的心境，或助眠的冥想。有益的睡眠連結可以導引你照見自己的內心，讓你得以自我撫慰，而不會讓你老想著外在的煩惱。重點是，這些良性的連結必須整晚唾手可得。比方說闔上你的書、拍鬆你的枕頭、進入你最舒適的睡姿、花十分鐘想著完全不複雜的事情，都是你想到就可以馬上做的事情。此外良性的睡眠連結還得保持穩定的狀態，比方說暗室狀態和風扇聲都要能維持整夜不中斷（所以看電視看到睡著算是失敗）。

感覺大腦打結的青少年可能需要多點幫助，才能關掉他們內心的雜音。讓我們來看看有哪些辦法可以幫助他們平靜下來，但又同時保持住良性的睡眠連結。

被動的休閒：它們算是睡眠小偷嗎？

在睡前聽聽音樂、聽有聲書來做冥想，或是收聽 podcast 的節目，好像都是不錯的主意，但這些活動都可能變質成睡眠小偷。所以對大多數的我們而言，最好的辦法是避開這些活動，改成在播放的下雨聲或紙本書的閱讀中入睡。不果如果是心靈過度亢奮而無法輕易放鬆下來的的青少年，可能就需要額外的努力來產生睡意。

對於這類青少年，我們首推的是冥想與放鬆的練習（詳見附錄）。如果這兩者還不夠，那你可能就要考慮進行被動休閒。被動休閒包括有聲書、podcast 或音樂，但這些東西要有用，前提是它們不能太強烈、太引人入勝，也不能太撩撥情緒、太讓人產生創意，而且還要能在黑暗中聆聽。按照這些標準，青少年喜歡的那些音樂通通不合格，但演奏曲或一些悠閒的老歌則可能效果不錯。想想你去跑步或要出門前的音樂選擇，那些音樂是不是都讓你熱血沸騰。如果你以此為基準來逆向思考，就可以得出你就寢前需要的被動休閒音樂。有些 podcast 會滔滔不絕地聊著與你生活無關的內容，比方說是蜜蜂如何用舞蹈來彼此溝通，也有些有聲書的情節不具有任何懸疑性。像這類內容就非常適合讓青少年收聽來屏除內心的雜音與憂慮。我們聽過一個 podcast 節目的內容是兩個人拿著 IKEA 的產品型錄在唸，還有些節目會漫無目的地唸著一個聽不出什麼情節發展的故事——也就是我所謂的「無聊」。這年頭還有一個新興的選擇叫 ASMR，學名叫做「自主感官經絡反應」，你可以將之理解為用氣音在說話，不少 YouTuber 都拍過這類影片。我們並不推薦想入睡的你看這類影片，但聽這些影片的音軌倒是不錯，至少某些人似乎因此獲得了幫助。如我們在第四章所見，這類被動休閒最好不要來自手機或其他可以看簡訊、刷社群媒體或以其他方式聯繫外界的裝置。最好的做法是在你一有睡意時就把這些節目或音軌關掉。

你可能需要經過一點嘗試錯誤的過程，才能找到最適合自己的睡前被動休閒，但如果你能聽著聽著就產生睡意，而且耗時落在十到十五分鐘之間的話，那這就有可能是個不錯的候選人。坊間或網路上主打助眠的 podcast 節目、故事、音樂、冥想有聲課程可以說不計其數。要是你家的青少年對這類輔助工具有興趣，那他們盡可以盡情地實驗，直到找著自己的天命真「音」為止。

被動休閒可以擔綱你就寢作息的最後一棒（見習慣二），適時為你扮演起從超忙碌生活過渡到深邃夢鄉之間的必要橋梁。這麼做在就寢作息中算是畫龍點睛的一步，而其最棒的一點，就是被動休閒也是一種休閒，所以你還是有對其產生期待感的空間。

要是你發現自己一努力想睡著就會心思愈跑愈快，那我們推薦你在睡前提筆，你可以把心事卸載在日記上或白板上。附錄中有更多冥想與呼吸法的練習可以供想放鬆的你參考。要是你有半夜醒來的問題，那呼吸跟冥想都值得你給個機會。你還可以伸展並重新安頓你的身體。本章最後還有疑難雜症如何解決的部分可以提供各位在這方面更多的思考空間。

讓寶寶睡得像個寶寶的魔力

在我們教導完嬰兒與小小孩的爸媽如何改變睡眠連結後，寶寶的睡眠往往可以在三個晚上之間產生立竿見影的改善。一而再再而三，我們看到寶寶從每小時醒來一次變成連睡十二個小時。改變能發生得如此之快，很大的原因在於改變睡眠連結所產生的力量。在大約五個月大之時，嬰兒就會充分具備自行好好睡覺的能力，但家長往往會繼續對他們又是餵、又是搖、又是跳、又是抱，直到他們睡著，不然就是把他們換到嬰兒床裡，然後再像忍者一樣偷偷溜出房間——這種種行為都會創造出不良的睡眠連結。為什麼這些有點可愛而且用心良善的策略會產生反效果呢？因為寶寶會開始帶著一種心理上的依賴性入睡，一面尋求著外在的協助並假設家長會陪他們一整夜。當夜深了，寶寶進入到半醒狀態時，他們會感覺到困惑、無能，而家長又不在身邊。然後等寶寶徹底甦醒後，他們會哭、會鬧，逼得家長不得不回到房間裡重新安撫一遍。就此寶寶失去了動用他們自我安撫本能的機會，惡性循環就此展開。我們的做法則是改採良性的睡眠連結，而那對寶寶或小小孩而言就是他們在自力睡著那一瞬間所能「就地取材」的所有條件：進入他們選擇的睡姿、吸吮拇指或其他指頭、抱住可愛的娃娃、單獨進入屬於嬰兒的思想與聲音世界。經過一整晚的定型後，他們將能培養出信心，並自發地在半醒時求助於這些本能，完全醒過來的狀況也就多半可以避免掉了。

這聽起來或許有點反直覺，但作為青少年與成年人，我們在睡眠這件事上跟嬰兒沒有太大不同。當然啦，沒有人會搖著我們入睡（至少我們是沒聽說過），也沒有人會唸床邊故事給我們聽完再偷偷溜出房間，但我們也會創造出自身包括良性與不良，對我們睡眠的影響同樣不容小覷的連結。

通知你的原始睡眠大腦：「放心睡吧。」

想像一下你是個史前人類（事實上你的大腦也真的是這麼相信的）。隨著太陽下山而睡意慢慢浮現，你也會察覺在掠食者、敵人與大自然的包圍下危機四伏。其他物種都已經用創意解決了這個問題，比方說海豚會讓兩個半腦輪流睡覺，鴨子則會圍成一圈，輪流由外圈醒著保護在睡覺的內圈，而猴子則會直接睡在樹上。只是很可惜，人類沒辦法做到這種程度，因為別的不說，光要在快速動眼睡眠期維持肌肉收縮我們就做不到，所以硬要睡在樹上我們肯定會掉下來。

但即便如此，我們還是需要安全感才能睡著，而這一點在演化上自有其道理。身為史前人類，一整夜墜入等同於昏迷不醒的完全關機狀態是很危險的事情。你可能遭受攻擊，可能被偷走儲備的資源，可能因為寒冷而凍僵——而這每一樣都能要命。你必須醒來才能解決問題，才能逃命，也才能捍衛你的家庭。你睡歸睡，卻也得隨時做好各種準備。確實，現代人不用擔心獅子來吃你，也不需要連夜搬家來躲避雪崩，但你的大腦並不知道這些。新聞、焦慮、問題、恐懼、光害、手機的各種提示聲雖然是現代生活的產物，但它們還是會觸發從史前就沿用至今，我們大腦中相同的神經迴路（而且別自欺欺人了，這個年頭的世界大小事，不見得不會比獅子或雪崩嚇人）。當就寢時間來臨或在半夜三點驚醒時，我們會發現自己處在一種激發的狀態，這包括我們的心靈會加速運行，我們的壓力賀爾蒙濃度會上升。想也知道，這種狀況下我們很難（重新）睡著。這不是睡眠本身出了什麼問題，這是人類內建的自我保護機制在幫助我們。

習慣四：消滅光害，並把臥室布置成洞穴進入你黑暗、涼爽而安靜的洞穴

人類在黑暗、涼爽、安靜的地方睡得最好，這包括我們會睡得更沉，更不易意外醒來，整

體的睡眠品質也會提升。我們需要宛若一個洞穴的臥室去模擬遠古自然環境中的黑暗與涼爽，並藉此來觸發褪黑激素的分泌，好讓原始的睡眠系統能為我們所用。

控制臥室裡的光源與溫度是我們可以馬上做到最簡單但也最有效果的改變。如我們在第三章中所言，光與暗是對我們內在時鐘最強力的暗示。身為人類，我們不是夜行性的動物，我們的夜視能力很差，也不適合在夜間行動（所以智慧型手機才會如此讓大腦感到困惑）。在數十萬年的時間長河中，人類在入夜後能見到的光源只有月亮、星星與火光。人造光源會迷惑大腦、壓抑褪黑激素的分泌，並且延後我們的睡眠。這種利用睡前減光跟夜裡滅光（還有晝間接觸陽光）去暗示大腦的策略，代表的就是原始睡眠，而原始睡眠模式又可以讓你連接上體內的自然節奏。

睡眠洞穴的建構指南

一、在昏暗中放鬆。在就寢前一兩個小時把燈光調暗（最好是兩小時，因為褪黑激素早在我們就寢前許久就會開始分泌來為入睡鋪路）。對於就寢時間是十一點的青少年而言，這意味著家中從九點開始就要降低光量，這包括偏亮的燈要關掉，燈光的盞數要減少。有科學研究指出，同樣是亮光，來自上方者對睡眠的傷害又更大，因為這個角度更像日正當中的陽光，反之地板或茶几上的低角度光線則比較沒有這種疑慮。在最完美的狀況下，你會在此時與手機說掰掰，並把電腦關掉，但在功課很多的狀況下，這個目標對青少年而言會是一個高標。要是你得在放鬆時間繼續使用裝置，那你可以考慮使用軟體來調整螢幕背光的亮度、強度跟色調。電視可以看，但距離要保持好，且最好不要在你的臥室裡看，再者就是不要愈看愈睏甚至直接睡著。你可以試試看遮光眼鏡的效果如何。此外別忘了多數青少年的困境是他們有夜貓子的傾向並對光線敏感。比起要早早去睡也不算難的成年人或早鳥型人，含青少年在內的夜貓子會格外需要保護好睡前的放鬆時間。

睡眠友善的閱讀燈與夜燈

光的顏色與強度會影響褪黑激素的分泌與睡眠。經由特殊設計來保護睡眠並不干預褪黑激素分泌的製品會被標上睡眠友善的標籤——像我們家在放鬆與就寢時間就都是使用這類閱讀燈與床頭燈，它們往往是暖色系且光源較和緩。我們持續追蹤睡眠科學與睡眠產品後，認為睡眠友善的電燈確實值得考慮，至少我們倆都有在用。

二、暗室。有著裝飾與照明等不同功能的燈光不是不好，但你還是要在睡前把它們一一關掉。絕對的黑暗是極佳的催眠物。某次在與一家人進行的睡眠諮商中，做爸爸的稱呼我們是「光線警察」。他這話一針見血；我們對黑暗確實有那麼一點沉迷，因為我們知道黑暗對睡眠有多大的幫助。我們一聽誰說他或她的房間本身夠暗但窗簾不夠寬或不夠高，以至於鄰居家的光會照進來，或是數位鬧鐘的光強到可以照亮整間房，還是哪個青少年的房間裡擺滿了LED光源，我們的雷達就會警報大響。你也可以當個光線警察。把睡眠友善的夜燈放在浴廁裡或走廊上，半夜內急或有其他事情起來就不成問題。把遮光的百葉窗或窗簾裝在廁所裡，確認窗邊有無漏光並盡量加以補強。這一點對於市區房屋棟距較短，燈光容易相互干擾的居民而言，是必要的功夫。要是讓房間變暗的難度實在太高，你可以考慮在睡覺時戴上眼罩來遮擋光線。你可以去選購一只戴起來舒服的眼罩，我保證你很快就會適應它。這寶貝很適合跟人合住一個房間的你，出門在外時也很適合準備一個放在行李箱中。

涼爽的夜晚。睡眠的理想溫度落在攝氏十八到二十度之間。這聽起來好像有點冷，但涼爽的房間確實有助於你更快入睡，主要是隨著你的核心體溫降低，你的大腦就會收到通知說是時候去睡了。事實上人一天當中的最低體溫，通常就是在夜半熟睡時測得到的。在睡前放鬆時間調低室內恆溫，同樣有助於你發送就寢訊號給大腦。有研究顯示在就寢前一兩個小時洗或沖個熱水澡來降低出浴後的體溫，也是告訴大腦你要睡覺的另外一招。再不然就是一邊蓋在舒適的被窩中，一邊呼吸涼爽的空氣，這樣也會有同樣的效果。

三、安靜的房間。人想睡好就要在安靜的房內。手機的各種提示聲都會讓你的大腦發揮護主的本能而把你喚醒，免得你在不明所以的狀態下受到傷害，尤其當你睡得不夠熟時，就會很容易被手機的叫聲吵醒。我想你也不願意睡得好好的被突然吵醒並陷入莫名其妙的焦慮中想搞清楚狀況，那怎麼說也不是多愉快的體驗。有的人喜歡聽著電風扇或專門的機器聲音入眠（不是一成不變的噪音，而是模擬的雨聲或其他大自然的背景音），這個我們不反對，甚至還有點推薦，但前提是這背景音要能持續一整晚，這樣你即使半夜醒來也不會因為背景音中斷而產生不良的睡眠連結。如果你是與人同住，耳塞可以幫助你阻絕鼾聲、寵物、不同睡眠作息等因素的干擾。

如何布置一間助眠的臥室

青少年的房間往往會太過「多功能」。那兒會是朋友來玩的地方、寫作業的地方、儲存手作材料跟運動器材的地方，還有擺放電腦桌跟電視的地方。至於剩下的空間則會拿來睡覺。這不是一個很好的睡眠設置，因為這樣一個房間流露著繁忙、活動、嗜好的氣氛，沒辦法讓心靈排空，也沒辦法營造出有利於睡眠的簡單不複雜。

說起睡眠友善的臥室，我們應該秉持的原則是「少即是多」。我們明白（畢竟我們家中也有青少年跟小大人，同時我們也不是沒有年輕過）青少年很需要在自己的房間裡有一種可以自己作主的感覺，但要讓一個房間既待得舒服，又能在裡面睡得很好，並非緣木求魚。

你需要發揮創意去整理存放你的東西，並盡可能騰出床鋪以外的休閒空間。沙發椅、地枕、軟毯——這些東西都能讓你有地方在房間裡放鬆，重點是這麼一來你就不會一直坐在床上。確實在床上聊天或工作會感覺理所當然跟非常輕鬆，但這會模糊了生活與睡眠的界線，讓你的大腦難以「換檔」，難以放鬆，也難以從床鋪處得到該睡了的暗示。非就寢時間在床上一待幾個小時，只會稀釋掉爬上涼爽床鋪跟把頭躺上枕頭時的那種魔力。對年輕與中段的青少年而言，這一條界線要盡早建立起來，這樣才不會養成就寢時間外在床上做各種雜事的壞習慣。孩子還小的時候，功課盡可能拿到餐廳與廚房桌上去寫。

青少年開始宣稱房間的主權，是成長必經的過程，因為這時他們會開始要求隱私與獨立。這一點在新冠肺炎疫情期間變得更加普遍，因為青少年只剩房間可以線上上課、做功課、跟朋友互動相處。如果你家也是這種情形，那剩下的就是看你能不能做出改變來守住臥室，或至少守住臥室裡的那張床，來作為睡眠的最後立足之地。如果交手的是青少年，那很合理的做法是讓這成為一條家規：爸媽一樣受到約束，不可以在床上工作或耍廢。不論是關於這五條習慣裡的哪一條，家長的身教都在青少年早期具有較大的影響力。而在青少年的後期，你會讓這五條習慣慢慢成為青少年自己的責任，你會寄希望於孩子，希望他們能自動自發地想要神清氣爽外加身體健康。

居家必須讓所有人都有符合需求且感覺舒適的工作空間。你可以在家中找個角落，然後在那兒用隔板或屏風隔出一個獨立空間。要是你沒有獨立的空間也無妨，但至少要騰出一個與床有所區隔的空間。那可以是房間另一側的一張書桌，也可以是張可以舒服窩著的椅子。要是這些工作跟休息的空間都位於臥室，那當你開始睡前放鬆的時候，請你把裝置跟電腦帶出房間，讓它們晚上在別的地方充電。我們曾經跟家有十歲孩子的家長合作過，他們家在孩子的房間裡有台大大的桌上型電腦，沒辦法搬前搬後，同時還端出各種理由非擺在孩子的房裡不可。別笑，但我們設計了一個小小的「送電腦上床睡覺」儀式來供他們在就寢前的放鬆時間關機，然後再拿一條薄毯蓋在電腦上。這讓這位十歲男孩跟他的弟弟都得以在心理上切斷與功課還有遊戲的聯繫。他們就這樣順利地開始一路睡飽到隔天早上，只因為螢幕的誘惑在他們心裡不復存在。

實用的枕頭

研究青少年腦部的學者亞德莉亞・加爾文（Adriana Galván）用手錶大小的活動記錄儀發現，說自己喜歡床鋪跟枕頭的孩子能獲得較高品質的睡眠，同時睡眠品質較佳的孩子也會有較佳的腦部連結性——關鍵腦部區域間會有較強的聯繫。青少年與枕頭的關係跟以上兩點都有甚強的正相關，且這個效應廣見於所有社經階層。確保青少年擁有舒服的枕頭是一種CP值很高的實用處理手段，花點小錢就能對青少年的睡眠產生甚大的助益。因為便宜，所以我們也可以用枕頭來拉近睡眠上的貧富差距。

踏出你的洞穴

早上起來後看到陽光，你的內在時鐘會收到訊號表示這是白天了，你可以開始保持警醒了。晨光還會告訴你的身體該在晚上的何時重啟褪黑激素的分泌，讓一天到了最後可以好好休息的機率升高。一早做的頭一件事情竟能促進十五個小時後的睡眠，聽來有點瘋狂，但事實就是如此。人內建的內在時鐘就是這麼精妙，就是會一步影響一步到這個程度。這意味著一早能曬到太陽是重中之重，這點我們會在習慣五中有更多說明。

習慣五：力行睡眠友善的日間作息

這聽來有點怪，但一夜好眠除了要看我們晚上做了什麼，也要看我們白天都做了些什麼。曬到陽光的時機還有我們的飲食與運動，都受到我們內在時鐘的追蹤。日間的正確作息會讓內在時鐘跟外在的晝夜保持同步，並有助於我們夜間的化學機轉順利進行。

晨光

每天曬到一早的太陽，是青少年可以力行的一項重要習慣。如我們在第一部中所描述的，晨間的太陽會為我們按下內在時鐘的啟動鍵，而啟動後的內在時鐘又會幫助我們觸發白晝賀爾蒙的分泌，讓我們因為白天的到來而感覺到清醒、有活力跟開心。晨光也同時會對我們晚間的入睡產生極大貢獻。最頂級的晨光是陽光，所以我們醒來就要盡快出門。正午的陽光雖然對人也有好處，但就不是那麼能幫助你晚上入睡了——最理想的晨光還是要在你起床後的一到兩小時內曬到。在上學日，你可以將曬太陽設為晨間的例行公事，或是設法在到校後的晨間活動中為之（所以我們才會建議校方在戶外展開一天的課程）。在週末，你也要把在室外曬到太陽當成第一志願。如果是晴天，那去外頭曬個五到十分鐘便足夠。如果你的住處很少出太陽，終年日照也不多，那你可能就需要增加在室外的時間來補足足夠的日照。如果你剛好又出不了門，那就盡量拉開窗簾跟窗戶，朝向日出的東方當個人體向日葵。

回歸我們原始睡眠的概念。還記得綜觀人類歷史，我們大都能在第一道曙光前後醒來。我們的祖先要維持與其自然晝夜節律的同步，比我們現在不知道容易多少倍。如今的我們必須非常刻意地維持與晝夜節律的同步，主要是現代生活已經斷絕了自然環境線索的聯繫。我們偶爾會被問起一件事情，那就是如果我們那麼推崇晨光提供的環境訊息，為何又要他們在房間裡裝上遮光的簾幕呢？問得好！答案是要讓天然的晨光發揮最大的作用，天然的黑暗會是最好的配套。但我們沒有人真正在徹底利用天然的黑暗（除非你在郊外露營）。要讓晨光成為你的另類鬧鐘，你就也要善用日落後的天然黑暗（也就是說你要排除家中所有的燈具與螢幕的干擾。掰掰了Netflix與Snapshot）。做不到這樣，你就只掌握了天然光線的力量，但卻沒有帶著天然黑暗跟深夜睡眠的力量醒來。你的睡眠會面對被截短的風險。所以說，最好的狀況還是你能使用遮光的窗簾或百葉窗，然後等醒來時再將它們拉開。

欠缺晨光會嚴重造成週末與假日的社會性時差，主要是青少年會睡得比上課日晚好幾個小時。海勒會在她家青少年該起床時把百葉窗輕輕拉開，她知道這麼做能讓起床容易些（然後時間到了她會放狗進房間，狗狗也是一種長了腳的鬧鐘）。若他們允許，你也可以在特定時間進入房間，替他們把窗簾或百葉窗給打開，讓自然光喚他們起床。研究已經證實了晨間陽光照在睡眠中的青少年身上會有效果。我們也推薦早上鬧鐘響時以燈光模擬破曉。

運動

溫和的有氧運動已經證明可以增加慢波睡眠。有氧運動還能增加血清素與腦內啡的分泌，提升情緒，降低緊張，強化整體的幸福感。有些人可以在晚間運動並照樣在就寢時間輕鬆入眠。還有些人較習慣在白天運動，主要是白天有腦內啡濃度與核心體溫上升帶來的振奮效果。青少年在運動時間上沒有太大的彈性，但即便如此，我們還是要把這裡提到的事情記著。要是能把過晚的練球或健身房時間改到剛放學的時段，對青少年的睡眠應該會有較好的保護作用。

如果你或你家的青少年已經有了規律的運動時段，那便罷了。要是還沒有，那請牢記你可以摸著石頭慢慢前進，不用貪多。走路上下學或上下班、停車停遠點、在操場的階梯上折返跑，或是參與三十分鐘的舞蹈課或健身課來提高心率並促進血液循環，都是不錯的起點。

實用建議
運動練習的時間選擇

練球跟比賽的時間過早或過晚都會妨礙健康的睡眠。這是因為過晚運動會讓人難以入眠，也是因為練球時的光線刺激會壓抑褪黑激素的分泌而延緩睡眠。更別說練完球還有功課要寫。身為教練，你是不是可以限制過晚的練習，甚或提早半小時收工？一大早練球也同樣不利於青少年身心，因為他們的內在時鐘並不適合這樣做。要說練個球限制這麼多很麻煩，我們也無法否認，但青少年需要大約每晚九小時的睡眠才能健康成長，修復肌肉，維持心理健康。保護睡眠可以讓他們在球技上進步快速，讓他們在球場上表現傑出，也讓他們在運動時不易受傷。

日間的食物選擇會影響夜間的睡眠

你一整天下來在什麼時候吃了哪些東西，都會對你的睡眠產生深遠的影響。一項針對健康成年人進行的研究顯示，人若攝取較少的纖維質跟較多的飽和脂肪與糖，則他們的睡眠會變淺，恢復體力的效果會較差，夜半也更容易醒來。地中海式飲食已獲證實有助於睡眠品質的提升。規律攝取且營養豐富的健康食材可以用來打造出我們身體所需的化學環境，讓我們在體內有地方可以生產出支持睡眠必備的神經傳導物質。這非常合理：我們渾身的各個系統何時達到平衡與和諧，我們的身心就何時能達到巔峰狀態。我們不可能讓運動、飲食或睡眠等任一系統自行其是；這些打底的碎片都要有，我們才能拼成整幅拼圖，少一片都不行。

> 睡眠不足會影響調節食物的賀爾蒙濃度與飲食行為。瘦體素作為一種會讓大腦覺得我們吃飽了的賀爾蒙，會在人睡眠不足時減少分泌。飢餓素作為會傳遞飢餓訊號的賀爾蒙，則會在睡眠不足時增加分泌。這意味著睡不飽的時候，我們會比較容易亂吃東西。

睡眠友善食物的選擇

正	誤
宵夜：麥片、雜糧吐司、爆米花或一根香蕉	宵夜：香辣咖哩或墨西哥捲
花草茶	大魚大肉
調味氣泡水	下午一點之後喝含咖啡因的汽水或咖啡
睡前少許白開水	能量飲料
	紅茶或綠茶
	巧克力
	酒精
	重量杯的含糖飲料

咖啡因：睡眠小偷。看到青少年點了含咖啡因的汽水來搭配晚餐，或是晚上拿著能量飲料在喝，再聽到他們跟我們說他們睡不著，我們一點也不驚訝。咖啡因的刺激效果可以在人體內維持六小時以上，所以規定幾點之後就不准攝取咖啡因是一件很重要的事情。如果是對就寢時間是晚上十一點的青少年而言，下午一點之後就不准攝取咖啡因是一個不錯的選擇。不過說到

底這一點還是因人而異，所以你可以實驗看看自己最晚何時攝取咖啡因還不會影響睡眠。花草茶、氣泡水、擠了檸檬汁、柳橙汁或放上小黃瓜片的濾淨水都是不錯的替代品。

酒精：睡眠小偷。對於身為家長的各位而言，酒精被視為一種助眠劑是可以理解的，畢竟大人多半都是晚上喝酒，而且說起酒大家就想到舒壓、一醉解千愁，還有放鬆。甚至於酒精確實會欺騙我們，讓我們在就寢時間產生睡意。但好消息也就到此為止了。睡前喝酒會讓我們暴露在半夜醒來的風險中。即便我們對此並沒有感覺（我們會覺得自己睡得還不錯啊），但事實是酒精會壓抑快速動眼睡眠，降低我們整體的睡眠品質。我們並不是說喜歡小酌的人也要徹底戒酒（我們無意當個一刀切的衛道人士，我們只是想拿科學真相與各位分享），大部分人只要注意喝酒要有節制就行。惟很重要的一點是酒精確實會影響你的睡眠品質。這點建議主要是給成年的年輕人及家長（當然我們也明白青少年偶爾也會喝酒）。

宵夜。吃宵夜無妨，但畢竟在睡前放鬆時，我們的消化系統也需要收工來為「冬眠」做好準備，所以吃太多難以消化的東西會讓我們的腸胃過於操勞，進而讓我們難以成眠，也讓我們睡到一半出狀況的機率升高。

聰明的午睡

一個不小心，午睡就降低我們就寢時的睡眠衝動，讓我們睡不著。即便只是睡個十分鐘（包括你無意間在歷史課本前打的瞌睡），都可能嚴重延後你的就寢時間，因為此舉會讓恆定睡眠驅力感受到壓力（詳見第三章）。這會形成一個你午睡、晚上延後入眠、晚間睡不夠、隔天又需要午睡或打瞌睡的惡性循環，而且不容易打破。

任何時間小睡都會讓你晚上睡不著，但殺傷力最強的莫過於回到家之後先睡一下。知道這一點是很重要的，因為很多青少年都會在忙了一天的上課、練球等活動之後，一回到家就先睡再說，畢竟他們前一晚就沒睡夠。像這樣睡在一個很尷尬的時間，只會影響到晚上的睡眠，最終形成一個很糟糕的輪迴。

在理想的狀態下，官方或校方會調整教育政策來限制作業，並將上課時間調整到上午九點，如此一來青少年就不會需要午睡。只可惜，這對多數孩子而言都與現實不符。但我們確實看到一些高中生可以做好時間管理，節制睡前的螢幕用量，並規律地準時就寢來確保八點五小時的睡眠時間。能夠做到這樣，他們就能因為避免了午睡的干擾而進入更理想的生活作息。晚上睡飽的他們將不再需要在白天補眠，身體的內在時鐘就會與外在的作息同步，社會性的時差就會縮小。

只不過對於長期因為功課太多且上課時間太早而積欠睡眠債的高中生而言，白天小睡一下或許真有其必要與裨益。

我們還是先來討論一下理想的狀態：比起回到家才睡，最適合青少年白天小睡的時段是下午的中段，而剛好的午睡長度則是二十到三十分鐘（睡太久你就會進入深眠，你醒來時就會分不清東南西北）。如果我們可以設計出一間睡眠友善的高中，在裡面設置補眠室（比方說作為保健室的一部分）來供學生在沒課的時候或練球前的空檔打個盹，讓疲憊不堪的青少年重新充電。這最大的好處就是避免掉一回家就躺平或功課寫到睡著這種最糟糕的情形。

五管齊下

這五種睡眠的好習慣——設定睡眠時間；部署三種作息；揪出睡眠小偷（也就是會影響睡眠的睡眠連結）；消滅光線，讓你的臥室化身為史前洞穴；力行有利於晚間入睡的日常——是改善睡眠品質的五把鑰匙。它們彼此間有著相輔相成的關係，所以落下任何一樣都會削弱合體才能展現的威力。你光設有理想而舒爽的就寢作息，但在放鬆時間把家裡搞得燈火通明，並直到最後一刻都還在檢查訊息，而且週末還大睡特睡，晚餐的飲料裡又有咖啡因，諸如此類的，那這組牽一髮而動全身的睡眠體系就無法齊頭並進。最終你只會因為成效不彰而深感挫敗。

利用大約兩週時間，五線齊發追求全面的改進，就能為你創造出一顆睡眠泡泡，讓你的睡眠本能可以自然浮現並掌控全局。成功的訣竅在於持之以恆。我們很歡迎你們把我們當成啦啦隊，想像我們在為了想把五種好習慣都融入生活的你們加油吶喊。

關於青少年的睡眠習慣，我們最常被家長問起的問題

- 我家的青少年似乎愈熬夜，就愈亢奮到忘了睡覺。為什麼她不會累到想直接關機上床呢？

會有這種情形，一個原因是我們熬夜熬得愈晚，決策的能力就變得愈差。青少年超過就寢時間愈多，她就愈可能把自己平日的好習慣拋諸腦後，並因此失去了理性的判斷力。所以說除了螢幕跟社交互動會拖到就寢時間外，理智的耗弱也是夜會愈熬愈晚的一大原因。

- 有些晚上，雖然他很想準時上床，但他的功課實在是多到不可能去弄什麼放鬆或就寢作息。這時候我們當爸媽的可以做點什麼？

我們教育體系中的現實是青少年的課業負擔極重。遺憾的是作業量的增加並沒有跟整體學習成就的進步成正比。先看看有沒有什麼作業是可以先砍一砍的。把非必要的電子裝置收起來避免分心。發郵件給老師或校長反映作業過多的問題，或是在親師會上提出來。考慮退選那些太過於影響睡眠的學分。青少年的正常想法都是沒有不重要的課程或作業，畢竟他們身上有擺脫不掉的升學與前途壓力。所以我們必須跳出來告訴他們，比起贏得這場好像沒有人敢退出的賽跑，追尋自己的興趣和照顧自己的身心健康更為重要。同時也別忘了良好的睡眠可以讓人的生產力翻倍，所以如果你家的青少年可以早點上床，他隔天面對作業就會勝算倍增。

• 在學校上了一整天課、又練了長柄曲棍球之後，我女兒在晚上六點進了家門，然後她就直接走進房間，一頭栽到了床上。她當場就一路熟睡到我怎麼叫都叫不醒。她可以就這樣一睡兩三個小時，而結果就是之後她得摸到凌晨兩三點才睡得著，接著六點半又得起床才不會上學遲到。這就是她一直反覆的循環。她抱怨自己好累、好睏，非打個盹不行。我能怎麼幫她？

這個模式確實棘手，因為青少年的晝夜節律在這當中陷入了混亂，而她本人則被剝奪了一夜好眠。幫她一把的重點在於同理她對你訴說的疲累，從感同身受出發，去傾聽、去理解（詳見第八章），以便你能善用她的自我動機去推動改變，目標是讓她不再一回家就先睡，而是能在正常的就寢時間入眠。讓她了解睡眠可以增進運動表現且讓膚質變好——總之她在乎什麼你就說什麼，說服她放棄一回家就躺平的習慣，堅持到合宜的就寢時間再睡（至少是九點半到十點半入睡，早上六點半起床）。另外一個選項是讓她慢慢縮短小睡的長度，然後每晚把就寢時間提前十到十五分鐘，直到小睡的習慣徹底戒除（這個個案算是比較難處理，因為她回到家中所陷入的是深眠——她會需要設鬧鐘自己起來）。早上接觸明亮的晨光也可以有助於她讓變早的新就寢時間與內在時鐘達成同步。

• 兒子跟我說他上床後會躺在那醒著，甚至偶爾會就這樣一直睡不著。我能怎麼幫他？

失眠是青少年很常見的一種問題。你首先要做的是檢視快樂睡眠者的五個習慣，確認兒子有做出調整在保護他的睡眠泡泡。接觸早晨的陽光、週末賴床不超過一小時、就寢前至少安排一小時的放鬆作息，且燈光都有調暗、螢幕的使用都有限制——這些全都是關鍵所在。如果還是睡不著，可以嘗試本書附錄中的放鬆技巧，而要是那些技巧也不管用的話，那就請試用前面介紹過的被動休閒。要是遵循這五種習慣與額外的放鬆技巧為期兩到三週後，他還是有失眠問題，那你就應該要將他從家庭醫師轉介到睡眠專科醫師處了，而且最好是專長為「針對失眠之認知行為療法」（Cognitive behavioral therapy for insomnia，縮寫為 CBT-i）的專科醫師。

• 我女兒說她半夜醒來就睡不回去了。她應該怎麼辦？

半夜醒來是很正常的，事實上沒有人不會自然而然半夜醒來。但如果一醒來就是十五到三十分鐘都睡不回去的話，你就應該要做些調整了。如果你家的青少年一晚才睡七到八小時，那半夜還會醒來這麼久就不是個可以等閒視之的問題。首先你要確認她的房間裡或就寢作息中不存在睡眠小偷。電腦、燈光、手機等睡眠小偷是夜裡讓人醒來的罪魁禍首。再來，讓她選擇一種放鬆練習或睡眠冥想（詳見附錄）來在夜裡使用。在完成這兩個步驟後，要是她還繼續在夜裡長時間睡不著，那就請她嘗試下床，去另外一個房間待著，看是要讀讀書或看一下電視（要隔一段距離，不能用手機或平板看），直到她重新感覺到睡意，再讓她爬回床上。如果在調整完五個習慣跟嘗試過下床重新找回睡意後她還是睡不回去，那就像我們前面說過的，帶她去看專科醫師吧。

青少年的睡眠祕笈

哈囉，小子，我們在想你會跑來讀小單元，應該是被爸媽、老師、教練，或某個親戚逼的吧，當然你也可能是自己想讀啦。總之，你來了我們很高興！我們會長話短說。

不論你是什麼樣的人，睡眠都可以改變你的人生。如果你是個運動員，練球的前一晚睡好（八點五到十小時）可以讓你的球技進步，命中率上升。睡飽意味著生長賀爾蒙的分泌量增加，也意味著肌肉的修建更完備（你受傷的機率就會下降）。要是你有在玩機器人，或是有參加辯論社、有從事電競、寫作，乃至於任何需要快速反應或創意的活動，那睡眠都可以成為你前額皮質層的超級充電站（別忘了前額皮質層是讓你能聰明跟專注的腦力核心）。覺得低潮、壓力大、不知道怎麼辦才好嗎？八點五到十小時的睡眠可以平衡你的壓力賀爾蒙，促進你的多巴胺與血清素分泌，而這兩者都能提升你的情緒，降低你的焦慮。想要長高或皮膚更好嗎？沒錯，還是要靠多睡（當然其實自然就是美啦）。有暗戀而想要吸引的對象嗎？嗯，睡眠可以讓半杯水在你眼中是半滿而不是半空，可以讓你展現出含樂觀在內的種種美好特質。

雖然爸媽只會跟你說睡覺有助於你的心理健康、成績、駕車的安全（這些當然也都是實話），但請你要知道睡眠的好處並不限於健康跟安全。睡眠還是你的祕密武器，花點時間讀讀這一章或底下會提供的總結，然後找爸媽、朋友、老師聊聊。或者你可以偷走這本書，晚上自己細讀看看（但就是不要讀到太晚）。

關於在本章中登場，可以讓睡眠登峰造極的五種習慣，我們在下面重新統整了一下，別忘了它們的字首合起來就是英文的睡覺：SLEEP。

S：設定睡眠時間

國中階段的你可以選一個固定的就寢時間在起床時間的九到十小時前。上了高中，你可以把就寢跟起床的間隔調整為八到九小時（前兩年最好睡九小時）。

L：部署三種作息

限縮燈光並收起電子裝置。在睡前用約一小時的「放鬆作息」降低你的壓力值與心理活動量，好讓你的睡眠化學機制可以啟動。否則你的大腦就會保持警醒。這一點非常重要。就寢作息會發訊給大腦說是時候入睡了，而規律作息的可預測性會協助激發睡意。晨間的例行作息包

國中（六到八年級）

就寢時間為起床時間回推九到十小時

就寢時間	起床時間	就寢時間（週末）	起床時間（週末）
晚上 9:00–10:00	早上 7:00	晚上 10:00–11:00	早上 8:00–9:00
晚上 8:00– 9:00	早上 6:00	晚上 9:00–10:00	早上 7:00–8:00

高中（九到十二年級）

就寢時間為起床時間回推八到九小時

就寢時間	起床時間	就寢時間（週末）	起床時間（週末）
晚上 10:00–11:00	早上 7:00	晚上 11:00–12:00	早上 8:00–9:00*
晚上 9:00– 10:00	早上 6:00	晚上 10:00–11:00	早上 8:30

知道一下比較好：
調整就寢時間要循序漸進，速度大概以每晚調動十五分鐘為宜。
除非睡眠債真的欠太多，否則週末補眠以一到兩小時為限。
起床先去外頭曬五到三十分鐘太陽。
選用數字不會發光的老派鬧鐘。
把鬧鐘設定在響了就非起不可的時間，不要給自己賴床的空間。

括曬太陽，因為此舉可以喚醒大腦，並讓你當晚更加好睡。這三種作息的典型如下：

放鬆作息（睡前六十分鐘）：

把頭頂的照明關掉，打開檯燈之類的東西

沖澡

把你的手機拿到廚房充電，電腦則移動到別的房間

泡碗麥片當宵夜，然後跟家人在客廳追一集連續劇

就寢作息（睡前十五到三十分鐘）

範例一：

刷牙

換睡衣

寫日記

（用睡眠友善的燈光）在床上看書

跟父母、手足、照顧者聊天道晚安

熄燈

範例二：

沖個熱水澡

換上舒適的衣物

喝杯花草茶跟家人聊天道晚安

刷牙

寫日記

聽有聲書、冥想課程、音樂並設好關機的定時器

熄燈

晨間作息：

洗把臉

喝杯檸檬水

沖澡

播放有助甦醒的音樂

做好早餐，然後花五到十分鐘在戶外吃掉（需要檢查電郵或訊息就趁現在）

檢查背包、作業與本日活動所需器材

週末讀本書、拿日記（到室外！）寫下你的夢境、散步、去騎腳踏車

E：揪出睡眠小偷（也就是會影響睡眠的睡眠連結）

萬一就寢作息裡潛伏著睡眠小偷，你就沒辦法完全睡好。睡眠小偷會叫你的大腦醒著，並壓抑你睡眠的化學機制；它們的特色包括引人入勝（如社群媒體跟電玩遊戲），方向是發散（如發簡訊給朋友）而非收斂（如闔上眼睛想著一波波海浪），還有會在夜半有所變動。

睡眠小偷裡的通緝要犯：

房裡的燈光

房內、手裡、枕邊的手機

房裡的電視或電腦

（玩）電玩遊戲

睡前收發簡訊或電郵或收發訊息到睡著為止

睡前刷社群或新聞媒體或這麼做直到睡著為止

看 YouTube 等平台的影片

跟朋友視訊

在床上或臨睡前進行沉重的對話
在睡前觀看極端激烈、恐怖、感染力的影片、電影或電視節目，或這麼做到睡著為止
在沙發或其他不是床的地方睡著
會在夜半改變或關機的聲音

E：消滅光線，讓你的臥室化身為史前洞穴

我們最適合睡在黑暗、涼爽與「無聊」的空間中，因為那會讓大腦有入夜了跟沒別的事好做的感覺。

放鬆：
關掉頭頂的照明，只使用檯燈
關掉電腦並把手機拿到別的房間充電
把溫度調整到攝氏十六到二十度之間

就寢：
把房裡含裝飾燈與檯燈在內的所有照明關掉

拉起遮光的百葉窗

視喜好戴上眼罩

P：力行有利於晚間入睡的日常

想睡好除了有晚上該做的事，也有白天可以做的事情。

含週末在內，每天都要在十點前曬五到三十分鐘的太陽（陰天也照曬不誤）。早上曬的太陽跟在戶外的時間愈多，你白天的精神跟情緒還有晚上的睡眠品質就會愈好。喜歡跑步的人最好選在早上。可以的話盡量走路或騎腳踏車上學。讓家裡或教室的百葉窗開著。搭校車上學時可以望著天空。送一本《睏世代》給老師，請他安排第一節課進行室外的討論課或繞操場走路的體育課。

另外，以上都是我們很推薦的做法。盡量不要在入夜後運動，下午一點後戒除咖啡因。

睡眠友善食物的選擇

正	誤
宵夜：麥片、雜糧吐司、爆米花或一根香蕉	宵夜：香辣咖哩或墨西哥捲
花草茶	下午一點之後喝含咖啡因的汽水或咖啡
調味氣泡水	能量飲料
睡前少許白開水	巧克力
	酒精
	重量杯的含糖飲料

午睡是一處險地。最好是能晚上睡飽八個半到十個小時而不要午睡；否則你就會因為晚上失眠而蒙受社會性時差之苦——意思是你的生理時鐘會遭到混淆。所以說午睡能免則免。此外也盡量早點把作業寫完，念書或辦正事的時候把手機設定為勿擾，並遵循其他的好習慣。要是你有班要上、有要幾小時才能完成的作業，有球要練，外加早上又很早出門上學，那你可能真的需要白天打個小盹，但即便如此，也請你下午睡而不要天黑了才睡，然後長度抓在二十到三十分鐘。

第七章
家長退場

對於家中青少年的就寢與起床時間，以及他們的健康睡眠習慣跟作息，你擁有什麼樣的影響力？

我們聽不少家長說他們覺得他們已經對孩子這部分的「床笫之事」無能為力。確實，家長扮演的角色會有所改變——也應該改變。我們可能很不想接受這個事實，但既然孩子們不可能永遠有我們提醒他們該睡了跟幫他們蓋被（我們寫到這裡都哽咽了），我們的角色必然會慢慢有所轉變。隨著家中的青少年長大，青少年的選擇、行為與睡眠習慣都會從家長控制過渡為青少年自主。

然後，在睡眠這個特定的課題上，我們很常看到家長過早「撤軍」。固定的就寢時間與作息幾乎是家有十歲小孩的美國家庭標配，由此時間一到，電子裝置都不能在孩子的臥房裡出現。但短短幾年間便好景不常：不少家有十六歲青少年的美國家長，都告訴我們說他們不清楚孩子幾點睡，同時手機已經變成孩子身體的一部分，他們根本無從管起。家裡如果有不到十二歲或只比十二歲大一點的青少年，那請各位家長不要過早放棄參與孩子的這些生活面向。這個歲數的孩子得遵守固定的作息早睡，或是得接受在睡前放鬆時間跟在臥室內不得使用螢幕的家庭公約約束，都還是非常合理的。好的睡眠習慣會隨著就寢時間的後移與睡眠常規的廢弛而慢慢被削弱，但家長往往不會注意到這一點。你可能會想說，你十來歲的時候也都可以自己決定睡眠時間，沒有什麼問題，但別忘了你十來歲的時候，可沒有網路跟手機這種讓你與世界沒有時差的玩意兒。今日的青少年可以以一種前所未見的方式被科技拖著走，尤其青少年的大腦特別容易在睡前受到這種心理跟光線刺激的影響——一方面是他們的睡意會在化學層面上遭到壓抑，一方面是他們原本可以睡眠的時間遭到了置換。這意味著在高中開始前，家庭公約與睡眠作息的維繫與堅持產生了前所未有的重要性——別忘了睡眠對青少年的身心健康都甚有助益。研究顯示青少年會因為家長對睡眠作息的堅持而較早上床且睡得較飽。家長（持續在弱化的）參與程度，是保持孩子健康睡眠的關鍵所在。

對於相對年長的青少年而言，家長的做法確實已經無法仿照從前，比方說你可能真的已經無法直接控制他們的就寢時間（海勒還清楚記得她爸會在晚上九點半宣布「睡覺時間到了！」一直到她高中畢業都如此，也難怪現在的她這麼能體會睡眠的重要。當時功課比較少，也沒有手機跟社群媒體的干擾。唉，回不去了）。隨著較年長的青少年開始主導自己的生活，你可以停止規定他們何時睡、怎麼睡，改成去訴諸他們想要睡好跟感覺好的內在動機。具體而言，這意味著由家長提供睡眠資訊給他們，讓他們理解睡眠對於他們所在乎的事情有多大的重要性。你可以把以睡眠為題的文章轉給他們，讓他們看看這本書，問他們在連著幾天早睡後有什麼感想（要知道青少年也是人，沒有人喜歡自討苦吃，孩子們也是會想睡得舒服的），或是點出睡眠品質能在運動表現、身心健康、體能、外貌、創意、學業成績上產生的助益——我們已知睡好對上述種種都有幫助。我們聽一名爸爸說，他跟打籃球的兒子解釋成長賀爾蒙是在睡眠中分泌，因為他知道兒子想要長高。我們覺得這位爸爸真的是天才。他的兒子一想到睡覺可以長高就對睡覺充滿了好感。在下一章中，我們會一起來看看這類親子溝通的範例。

我們把家長角色隨時間發生的這種改變，定位為「家長退場」。透過這種概念，你將能看到在青少年慢慢長大而能力變強的過程中，你是從何時開始，跟以何種方式，慢慢失去了對孩子的決定與睡眠習慣的影響力。

一種「讓我來」的衝動

你家的青少年與生俱來，就有想要發展成長的因子，這些因子從一開始的幾乎隱形，到後來會穩定且不可避免地向前衝去。這些發展因子並不如運動能力、語言能力、認知能力等種種被我們重視的成長里程碑明顯或易於追蹤，但它們始終存在於背景中，推動著孩子們在其他方面的突破。那是一股內在且強大的衝勁在追求著更大的獨立性。我們這就來看看這衝勁是如何運作的：

你家的寶寶一有辦法，就會開始滾、扭、爬，然後終於會離開你的身邊。她想要移動去探索大小事。她迫切地想要成為可以行走的直立人。僅僅七到九個月齡，她就會開始表達強烈的個人意見。

你家路都還走不穩的小小孩，一有機會就大喊「讓我來！」（或至少是這個意思的單字或短句），並在自己做不到或家人不准的時候大崩潰。他會在自立衝動的吸引下喪失理智，甘冒起各式各樣的風險。

你家的幼稚園小班孩子，會學著自行完成各種新事物。她的好奇心與「十萬個為什麼」會把人逼瘋。那是一種會讓人傻眼的成長速率。她對自己的計劃與想法都有非常清晰的概念。

你家的菜鳥小學生，會一天天變身成小大人。他會開始探索與你南轅北轍的興趣與嗜好，並會開始覺得跟朋友在一起比較好玩。

你家的準青少年開始把朋友看得很重，時常寧可跟朋友在一起而不跟家人在一起。融入同儕與找尋自我認同成了生活的一大重心。他會去嘗試各種不同形式的自我表達。

你家的青少年會踏上一條離巢高飛的不歸路。她會自行做出各種或小或大（或非常大）的決定，並花更多時間在同儕團體之上，跟家庭的距離會變遠。她會以前所未有的手段測試規矩的極限，並可能會使用「少煩我」這樣的強烈情緒來反抗。成為獨立的個體與擁有更多的隱私，會是她從青少年過渡到成年人的核心追求。

這股想要獨立的渴望，會不時帶給人壓力、哀傷，或是會感覺像一種長年的權力鬥爭。畢竟你身為家長這麼多年，你的職責就是要控管孩子生活中的方方面面，包括安全、生活結構、作息、進食、睡眠、螢幕使用時間——這還只是一小部分而已。不論在哪一個階段，你身為家長的角色都會跟孩子內在的冒險人格相沖，須知探險、抗拒結構、測試極限等都是孩子的天性，而且這種冒險的強度會在青少年階段逐步加大，主要是對獨立性的追求會逐漸朝著自我身分擴大——直到他成為一個與外界完全劃清界線的自我。

青少年內建的獨立進程，就如同一顆劃越空間的子彈，勢不可擋。而我們固然都會宣揚孩子愈來愈大、愈來愈能幹跟獨立，但愈來愈幫不上他們忙的心情也確實是一種難以言說的哀愁，只能說那是一堂家長的必修課。身為人類的特殊之處在於不同於其他動物，我們育幼的時間比較長，好處是我們有更多時間去品味孩子的童年與青少年，壞處則是時間到了我們會更捨不得放飛。

茱莉：我對於我兒子的成長與獨立有著許多回憶——他托兒所畢業，開始上幼稚園、小學、國中和高中，第一次離家，第一次自己走路上學——每一次我都在一旁哭得唏哩嘩啦，內心又是驕傲又是悲傷。我每天都提心吊膽地想著他總有一天會徹底離開家，或許去上大學，又或許是踏上人生帶著他前往的不知道哪一個方向。就像人生歷經每一次重大打擊時的心境，我覺得自己肯定撐不過去，但終究事實證明我活了過來，事實上真正到了孩子要獨立的時候，我反而有種船到橋頭自然直的感覺。這些記憶中另一樣讓我印象深刻的事情，是在這些轉捩點上的兒子好像不像我這麼多愁善感。要跟托兒所的老師說掰掰就說掰掰，要去幼稚園上學就跨大步去上學，學校跟童軍的旅行都不怎麼需要適應。大致上，每一步往前都像是呼吸喝水般的自然而然。也是啦，這些事情本來就是理所當然。人生來本來就是要往前走，往前看。

為人父母，如果我們過於抗拒孩子由基因刻在腦子裡的獨立想望，而過於想緊抓著家長之權力與控制力不放的話，可能會遭受很強的後座力。在我們想要替青少年孩子決定事情或限制他們太多自由的過程中，可能的結果包括把他們推離我們身邊（你根本不懂我！我只好背著你偷偷摸摸）、打擊他們的自尊（我爸媽不太相信我，應該是我不夠好吧），還有就是使他們只能走你替他們鋪設好的康莊大道，沒有機會去體驗挫折。

不論是幾歲的孩子，都往往比我們所想像的要有用得多。他們生來就有內建的能力可以同理別人，可以學習新技能，可以解決問題，可以成為團體中甚具建設性的成員。我們作為家長有一種傾向是過度協助孩子，因為這樣做比較省事也比較快（也因為被人需要的感覺很好），但這往往會導致青少年在許多方面發展不完全。在實用的技巧上過度協助，會導致孩子連怎麼切菜、怎麼摺衣服都不會。在孩子該決定事情與管理前路的時候插手太多，會導致他們對自己的未來沒有參與感，也失去控制力。

家長力量的「退場」真的不是一件小事，它能讓你不至於陷入過度協助家中青少年的險境。只不過邊看著青少年展現能力邊讓你的協助退場，這是一回事，毫無預兆地驟然把責任通通推到青少年自己身上，那又是另外一回事，但後者正是我們經常在睡眠課題上發生的狀況。事實上在生活的許多面向上，我們的研究與臨床經驗都顯示，家長完全放手並無助於青少年的健康，更無助於整個家庭的利益。每當你家中的青少年翻起白眼、愛理不理地敷衍你的問題，或是你說東他就故意往西時，你就會很自然地覺得他們希望我們滾遠點，但事實是青少年確實需要我們參與他們的生活、展現對他們的好奇心，與他們分享智慧，並保持與他們的溝通順暢。在其合著的《讓天賦自由的內在動力》（*The Self-Driven Child*）一書中，作者威廉．史帝羅（William Stixrud）與奈德．強森（Ned Johnson）提到家長要慢慢過渡到為一種「顧問」般的存在——將想插手代勞的心態調整為從旁協助。他們推薦家長這麼說：「最了解自己的莫過於你。沒有人比你更清楚自己是怎麼想的，畢竟真正當過你的只有你一個人。」家長的退場是段要一邊傳達出信任，一邊在不知不覺中遞過控制權給孩子的舞碼，畢竟孩子們的成長有著讓我們瞠目結舌的速度。

親子間的衝突與權力鬥爭，會讓我們感覺自己好像在失去跟青少年孩子的親密關係，但要是把這種想法轉個一百八十度，我們就可以對其改觀，並將它視為一種正向的自然驅力——我們不用與之抗衡，而可以與之共存共榮。想這麼做，你一定會遇到需要勉強自己的時候，但就讓我們為青少年之所以是青少年的一切當個啦啦隊吧。保持溝通的暢通，並無條件用肯定的眼光去看待孩子們在追求獨立時所做的一切，是他們能夠好好成長的關鍵。

家長退場的過程可以幫助你走出移交控制權的困境。我們會把重點放在就寢作息與螢幕使用規定等與睡眠相關的事情上，但你可以把家長退場想成是適用於青少年生活各個方面的工具箱。

家長退場的用法

家長退場作為一種並不複雜的概念，可以幫助你看清自己的角色扮演，讓你避開協助過猶不及的兩種雷區。如果這個概念是一排階梯，那上面的每一道水平階面都代表著你家青少年已經展現出跡象，證明了自己有能力承擔更多責任，而台階之間的垂直上升高度則代表你以家長的身分在增加青少年孩子的自由，而你這麼做的根據就是青少年展現出的跡象。這背後的概念，是帶著幾分敏感去追蹤你家青少年獨特而漸進的獨立之路。這是一種具有彈性的演化過程，它有時抗拒被卡在一種非必要的控制水準上，有時抗拒在有跡象之前交付出自由。你一定要謹記的是，由這概念在領著退場的只是你對孩子的控制力，而不是你跟他們之間的連結，或你對他們的好奇心與興趣。後面這幾樣東西都絲毫不應該隨控制力的退場而有所下降。

家長的退場始於強大的家長控管與孩子獨立性的不足，隨著時間累積，孩子漸漸長大成為能自理的成人，可以承擔更多的責任。在這樣的獨立進程中，青少年會在理想狀態下獲得充分的機會去失敗、摔跤、從錯誤中學到教訓、發想出他們原創的解決方案，並且在下回做出更好的決策。

水平階梯訊號的範例：

沒人提醒就自動自發去分攤家務
出門在外會主動向你報平安
犯了錯也會誠實以告
會注意時間並自發性地做好就寢的準備
會遵守門禁與夜間使用3C產品的家規
會有責任心想把作業做完
會自行遵守先讀書再玩耍的原則
在螢幕以外的活動裡找到樂趣
展現出一定程度的見解與自我意識
在家庭會議中成為意見的來源
願意討論睡眠與健康的話題
嘗試以一己之力釐清某個問題

垂直上升行動的範例：

家長停止叨唸生活作息與熄燈時間
給予青少年更大的自由可以四處活動

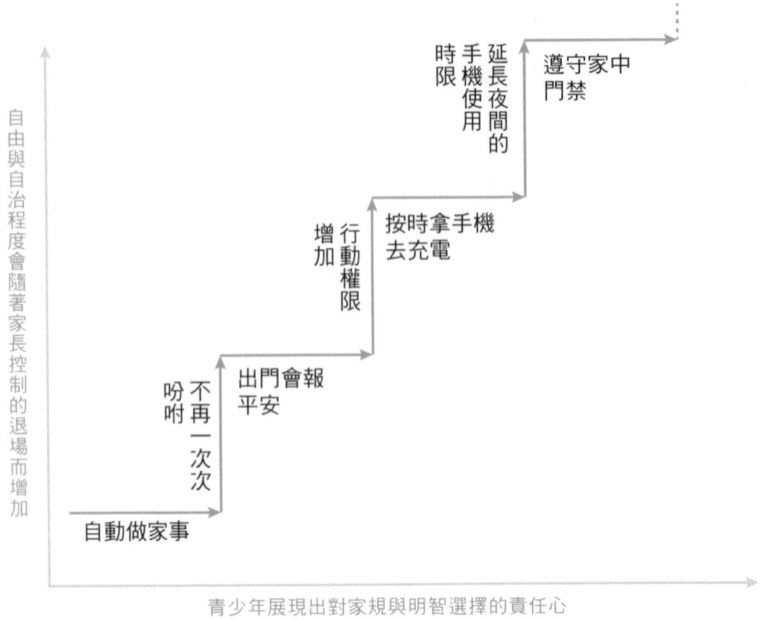

家長與青少年共同討論時間管理

青少年獲得犯錯的空間

家長不再替青少年做他們自己有能力完成的事情

家長仍會提供關於睡眠的資訊，但不再控管孩子的就寢與起床時間

青少年開始為自身的睡眠負責，包括就寢作息與就寢時間

青少年感覺到來自家長的信任感

注意到了嗎？水平階梯訊號中完全沒有出現年齡。年齡是一個線索，但不是絕對的線索，世上沒有什麼幾歲的小孩就一定能承擔何種責任的對照表。青少年各有不同的成熟曲線。沒有人會某天醒來脫口而出說：「嘿，

十歲生日快樂，這是給你的全新 iPhone！」只看年齡這一項標準，或只看他們的同儕都能做到什麼程度，就去大手筆授予權限給孩子，會讓孩子暴露在失敗與挫折感之中。確實，水平階梯指標是代表成熟與能力的個別行為或心理訊號。你要是看到家中的青少年不用你提醒就自己關掉手機或離開電視去寫功課，那就代表你可以開始考慮不要開口了。只要你不開口，她就能開始感覺這些對的事都是她自己的選擇。反之，如果你家的青少年偷渡平板到就寢時間後的臥房（我們有朋友的孩子幹過這種事），那你可能就要考慮在家長退場的階梯上下來一格，增加對就寢規定的掌控，把清清楚楚的限制歸回原位（然後再視情況重新慢慢放鬆）。我們知道要硬起來並不簡單，但不要因為怕反彈就心軟。

雖然我們看似在追尋的是像誠實或遵守家規之類的行為，但家長退場的真正目標並不是要看到孩子把你的每一句話都當成聖旨，不敢欺君也不敢違逆。青少年該有的成長是覺得自己一天天更像是自身生活與想法的主人，一天天更覺得自己的問題可以自己解決。所以你的目標不是複製出一個「迷你版的自己」，也不是要創造出一個你說往東他不敢往西的乖孩子。家長退場要觀察的是更細微的成熟跡象，並容許孩子參與合作並提出創意。在這樣的進程中，青少年會慢慢觸及他們內心的自我動機。而在這一路上，家長退場的內涵會包括放手孩子失敗、犯錯、並藉此獲得寶貴的經驗，因為只有累積經驗，他們才能在下一回獨力做出正確的判斷。

年幼的青少年

關於健康的睡眠，國中的孩子需要固定的就寢時間，而我們推薦家長能跟他們一起算算數學，找出就寢時間的正解。這同時意味著，設定比就寢時間早一個小時的放鬆時間，好讓全家有時間把3C收到臥室以外的地點充電。隨著擁有手機的年齡不斷下降，在睡前起碼一個小時對3C道晚安就成了一個必須及早建立的重要習慣。別忘了跟孩子說明這麼做的重要性在哪裡，因為你更大的目標是要讓孩子產生動機去想要這麼做，而不光是被你逼著做。身教是讓孩子養成良好睡眠習慣的利器。

年輕的青少年會經常表示想成為自己的主人，這包括他們會希望關於房間、作息、時間、隱私等的一切都由他們自己說了算，而這都是既健康又正常的想法。這意味著你要讓他們擁有自己的據點，但又要讓他們知道就寢時間跟3C清場沒有討價還價的空間。我們聽不少家長說過他們家中的十二歲孩子會帶著手機上床，這要嘛是因為他們不覺得這有什麼大不了，要嘛因為他們不知道該如何去改變。如果是前者，那請你去複習一下第四章提到的研究，當中明白點出了睡前使用電子產品與睡眠延後與不順之間存在明確的因果關係（別忘了僅僅是多睡三十分鐘，就可以顯著促進你家青少年的身心健康）。如果是因為不知道如何讓臥室擺脫手機或電腦的話，那請別忘了你是家長，你當然有資格為手機電腦等物品設定邊界，而且你可以把事情做得漂亮，做得毫無疑義。我們會在下一章中介紹，如何把對睡眠健康很重要的這部分規定跟青少年溝通清楚。

能夠掌控自身一部分的日常行程，對年輕青少年感覺是很好的，所以請你想想自己可以在哪裡先暫停一下，不要本能地去替他做點什麼、去糾正他，或是去告訴他該怎麼做。要是你沒有提醒他要把矯正牙齒的維持器在睡前裝上，他會這麼做嗎？忍住不要提醒他，看看他自己能不能想到。如此一來，你就能知道他的能耐到哪裡，他自己也會知道自己有幾兩重。我們有同事分享過一個故事，是她曾納悶自己的十歲女兒是不是還需要人叫去刷牙。某晚她問她女兒是不是已經刷好牙了，得到的答覆是肯定的。但做媽媽的這位同事去摸了摸女兒的牙刷，刷毛完全是乾的，所以說很顯然，這位同事還不能在女兒的牙齒保健上置身事外。

青少年的前期，是教會他們時間管理與組織技巧的黃金時段。比方說你可以示範給女兒看該如何設定手機提示，還有傳統的定時器跟便利貼可以如何應用在時間管理上。她可以開始運用這些工具或其他順手的東西，來記得要在晚間把（裝好作業的）背包、足球用的釘鞋、還有隔天需要的一干物品置於前門口。一則較晚的手機提示可以通知她該去沖澡跟該把手機按照爸媽指定的時間放到充電處了，如此一來她就會有時間在稍後跟家人一起看看電視、讀讀書，並在道晚安之前小聊一下。用手機提示來取代你的提醒（甚至是你的叨唸），往往會更有利於培養孩子的獨立性。唯一要注意的就是提示聲要選悅耳一點的，像刺耳或讓人心情不好的鬧鐘響聲就要避免。還有一樣要確保的是，隨著就寢時間愈來愈接近，你要準備好一樣平靜且令人期待的步驟。

在守護住螢幕使用與就寢時間之結構底線的同時，也別忘了注意青少年孩子對獨立性的需求。他迫切想要感覺像是決策過程的一部分，他需要知道自己的聲音與意見有被你聽進去跟考慮進去。針對睡眠問題，邀請你家的青少年來一起學習、腦力激盪，還有解決問題。你可以跟他們一起商討與睡眠有關的時刻表、作息與環境。他將會很驚訝地得知在人生的這個階段，自己的身體與大腦竟會有稍微晚睡的傾向。你可以跟孩子在家庭會議上討論就寢時間，並根據我們已知青少年需要的大約九小時睡眠，去徵詢他們認為什麼時間就寢較為恰當的意見。當然，凌晨一點就寢這種提案你是不會同意的，但你也可能會很驚訝地發現孩子們根據你分享的資訊，做出來的建議竟是如此合理。利用這個絕佳的時機，青少年可以點名什麼事情對自己真正重要，也可以跟全家討論睡眠會對自己重視的事情產生何種影響。即便是他們在意的是像自己的臉蛋與身材這種看似膚淺的事情，也可以成為他們願意好好睡覺的動機。

年長的青少年

孩子腦部對刺激體驗與冒險的需求，會在青少年中晚期達到高峰，主要是這些體驗可以增加回饋神經化學物質多巴胺的分泌。如我們在第二章所得知，追求體內獎勵的衝動會在青少年期這幾年衝上峰值，而正因為如此，關於時間管理與就寢時間的明智決定，對十五到十七歲的孩子而言是甚具挑戰性的事情。之前還算理性的孩子會在十五歲前後開始變得比較不負責任，原因就是他們的心理量尺會開始把高於不良後果的權重賦予內在獎勵。他們為什麼寧可熬夜，也不肯放下那會引發心流的電玩？或跟朋友說笑一整晚？答案就是不睡覺固然會造成傷害，但他們實在無法抗拒熬夜打怪或社交所能帶來的獎勵。

你的總體目標是要讓青少年獲得更多的自我控制力——而這一點操作起來，可能會感覺像是難度非常高，隨時都會失誤的舞蹈。家長退場作為一種教養工具之所以有用，是因為每個青少年在這個轉型關鍵期的成熟程度，對家長支持與指導的需求量，還有他們各自需要的安全邊界數量，都可以說不一而足，所以如果你家的青少年特別沒分寸，那你可能就要在家長退場的階梯上下來一格，暫時性地增強對孩子行為的掌控。在攸關健康與安全的事情上你得寸土不讓才行。就像你不會兩手一攤讓你家的青少年天天吃麥當勞，你自然也不該讓他們天天熬夜積欠睡眠債，甚至於讓他們邊開車邊打瞌睡。以下是關於如何讓中後期青少年養成睡眠優先心態，我們的一些建議：

- 設法與青少年分享你學到的睡眠相關資訊。把本書翻開在茶几上，或朗讀某一段給他或她聽，跟他們的小兒科醫師開啟睡眠話題，在聊天中跟他們的球隊教練溝通睡眠有助於運動表現的事實——換句話說，你可能需要用比較迂迴而不帶壓力的方式去傳達你希望孩子知道的事情。

- 堅信並訴諸青少年的自我動機。他們也想感覺舒服、健康、幸福。即便他們表面上會裝酷，會看似對你說的事情不屑一顧，但其實他們都有把事情聽進去，而且這些知識也確實會促進他們對睡眠的整體認知，並為他們塑造出一種睡眠優先的生活型態。問題是對某些青少年而言，這種內在的監控機制還是個半成品，能夠徹底蓋過內在獎勵誘惑的決策機制要在青少年腦中臻於成熟，恐怕是幾年後的事情。你要拿出耐心，不能輕言放棄。即便被家中的青少年無視了，你也務必不能將之放在心上，更不能因此惱羞成怒。你要再接再厲，繼續當個善解人意的後盾讓他們測試人生的各種可能。別忘了適時拿出你的幽默感。
- 如果你家的青少年有慢性失眠的問題，那你就要嚴格要求前一晚沒睡好不准開車。你既然不可能讓孩子酒駕，就沒有理由讓他們疲勞駕駛。比例不低的車禍成因都是駕駛睡眠不足，其中青少年更是這種車禍的高危險群。

青少年會希望得到我們的信任、傾聽與對他們知識面的肯定。他們不會想聽我們說教，也不會希望什麼事都由我們替他們做好（但有人替他們做好吃的晚餐、有人開車送他們去找朋友，以及每幾天就有人替他們把衣服洗好摺好，他們可是很歡迎的）。他們對隱私和自治的欲望會愈來愈強。我們是不是還記得自己年輕時也有過這樣的心聲：「我的事我自己會決定，我不見得樣樣都要跟你們（爸媽）交代！」如今當了爸媽，你們可能會覺得這樣的心態很難理解，但試想你自己是不是也曾走過希望爸媽能真正信任自己的青春歲月。所以你要忍住別把場面掐在自己手裡，你要承認想獲得肯定跟信任是孩子的一種需求，你要鼓勵孩子說：「辛苦你了」、「我知道你可以的」、「需要我再跟我說」。

相對年長的青少年常會明確表達對隱私的需求，而這一點也牽涉到信任。我們要是信任孩子，就不會需要監督他們的一舉一動，或一言不發就侵入他們的領域。要是你觀察到孩子的生活表現得當且富有責任感，那你就是咬著牙也要忍住不去干涉他們的隱私。你既然已經盡到了把孩子教好，讓他們具備了辨別是非、自我保護、擇善固執的親職責任，那就夠了。反過來說要是孩子能感覺到你的信任、你無條件的肯定，還有你開始將他視為獨立個體的眼光，那他跟你只會更加親近而不會疏遠，他願意告訴你的心事只會變多而不會減少。日後他要是真的遇到處理不了的問題，他也會很放心地來找你求助或問你的意見。這很有趣地就像是親子版的以退為進或欲擒故縱。在慢慢從孩子身邊退開的過程中，你其實是轉換了角色，鋪陳好了舞台，讓更深入的親子溝通具備了發生的條件。

第八章

設身處地的有效溝通：ALP法

我希望你知道我重視你的每一點意見，即便它們沒有一個正確。

——泰德・拉索，美國同名情境喜劇裡的大學美式足球教練

我們已經探究過完美風暴中的各個因子是如何在今日青少年的生活中碰撞在一起，並進而壓縮青少年的睡眠到不健康的程度。我們也已經知道有哪些好習慣可以捍衛並提升睡眠品質、掌握內在時鐘的力量、讓我們的身體與自然的睡眠系統對齊得更好。

追根究柢，許多家長的困境是他們不曉得該如何拿著這些好的改變去跟家中的青少年溝通。他們擔心的是自己跟孩子已經不夠親，自己已經不再具備改變孩子的影響力跟灌輸孩子觀念的能力。他們如履薄冰，是因為他們的青少年孩子已經開始叛逆。這些孩子有的會頂嘴，有的會一聲不吭，還有的根本不信睡覺很重要這一套——他們就是討厭早睡，他們就是會說自己

不睏，並堅稱自己要多做一點功課，跟朋友多聊一會兒。

在本章中，我們會分享同理與有效溝通的三階段方法論：調整頻率（attune）、設定界線（limit-set）、解決問題（problem-solve），合稱ALP。

我們也會提供大量的範例來幫助大家過關斬將。在平日的執業過程裡，我們把家庭睡眠光譜上每個點的家庭都看了個遍：有的家庭已經在螢幕使用與就寢時間等問題上徹底失控，晚間的家中不同角落有不同成員在使用著不同的裝置，就寢時間名存實亡；當然也有高中生的家裡規定好了睡前給手機充電的位置，過了就寢時間臥房裡就要清場，而你在這類家庭裡能看到規律的作息與健康的睡眠。我們學到的是不論你來自什麼樣的家庭，溝通都是養成好習慣跟讓不可能變成可能的關鍵所在。

ALP法會雀屏中選，被我們拿來傳授給心理治療的案主、新手親職團體、學校教師，還有一般家庭，是因為ALP直深入人性的核心。有了它，我們既可以突破各種棘手與衝突的場面，也可以順利達成相互的理解與問題的化解。我們在合著的《跟我這麼說》（*Now Say This*）一書中解釋了這一套在寶寶、小小孩跟小孩身上的用法。在此我們則想要讓各位看看它如何被應用在與青少年的對話上。

調整頻率→設定界線→解決問題

ＡＬＰ法之所以管用，有好幾個理由。在ＡＬＰ的調整頻率步驟中，我們派出去打先鋒的是能夠傳遞同理心與理解的字句跟行為。當針對某人在調整頻率時，我們必須要主動傾聽、要放下成見，要敞開心胸接納他們的觀點。我們要讓自己的意識與他們的想法、感受跟欲望同在。我們要能看見、聽見、吸收進他們的這些心思；我們要窮盡一切力量去理解他們，暫時不要受制於我們有多不認同他們的想法，或我們有多覺得他們的想法不合乎邏輯。調整頻率會帶來同理，而沒有人不需要被同理。一遇到溝通卡關之處，調整頻率就會像是大魔王一般的存在，也是最容易被畏難者跳過的步驟。身為家長，我們往往會直接搬出規定，先罵孩子怎麼都不長腦袋再說，我們會像在對孩子發號施令。但我們這麼做，就等於是在無視他們的感受，在略過溝通中最珍貴的環節。同理心是與生俱來的人性與技能，但這並不表示我們不需要接受提醒與導引去將之實踐出來，而在日常中針對彼此調整頻率就是一種同理的實踐。往往我們會發現家長不難對他們的朋友或甚至朋友的小孩同理，但一旦有什麼事，家長卻會忘記對親骨肉使出這種簡單但效果極佳的溝通手法。凡事都是熟能生巧，同理也不例外。接在調整頻率步驟之後，我們就要去設定並維繫合理的界線，要去探索有什麼辦法可以解決問題，而這也就分別是ＡＬＰ法的第二跟第三步。

這些年下來，我們發現圍繞著同理與正念的親職話題，已經有無數動人的書寫與論述存在，但話說到底，家長需要的仍是一套可以無痛上手的執行方案。當你的小小孩在大賣場排隊結帳隊伍裡無理取鬧，而你身後又有十五名不耐煩的顧客在看著你時，抑或是當你家的青少年壞了門禁又對行蹤說謊時——你床邊架上的親職專書裡有滿滿的理論與研究結果，但當下那些大道理不會是你的救贖。隨拆即用且代表同理心的ALP才是。

ALP法的操作型定義

調整頻率、設定界線與解決問題：在最困難的時候維持溝通的暢通

每當遇到感情用事而眼看著難以收場的局面，我們就常會被膝反射式的反應牽著鼻子走。具體而言我們會爆炸、會大小聲、會堅持己見、會無奈地兩手一攤，或掉頭離開。ALP法的目標是要透過暫停、傾聽、對對方視角的主動理解等辦法去增加自己的接受度，但也同時守住清楚的底線並持續思考有創意的解決之道。一旦我們選擇了便宜行事，選擇了與對方針鋒相對，結果往往就是把雙方愈推愈遠。從接納的立場出發，深刻的突破才有可能成真。

調整頻率（步驟A）是ALP的第一步。在步驟A當中，我們會讓對方知道我們理解他們，並正嘗試用各種辦法去設身處地為他們著想。我們首先會把同理心傳達給對方知悉。能做到這樣，我們就能與對方產生連繫，並對界線的有效維繫（步驟L）跟問題的協同解決（步驟P）

奠定基礎。這代表我們在這個問題裡是一體的，是目標一致的隊友而非相對對抗的敵人。我們將能讓對方知道即便我們另有不同的看法，我們對他們的觀點依舊感興趣，同時我們也關心他們除了快樂與順從以外一切的感受。這一點是雙方從僵局中脫出的重要關鍵。

把調整頻率與設定邊界這兩個步驟合起來，你所擔任的親職就能得到雙贏的結果。乍看之下，這些步驟的特質有些自我矛盾，但它們實際上有著互補跟相互扶持的能力。

贏	贏
溫暖	高標的期待
同理	清楚的界線
體諒	恆久的遵行

來找我們諮商的許多家長都在明明心懷好意的狀況下讓鐘擺擺到其中一個極端。某些家長非常努力想要展現彈性、善意與體諒，但最終他們卻感覺自己流於縱容與默許。還有些家長則高度依賴單方面的規定與嚴格的期待值。這兩種家長都跟我們說他們感覺十分無力，而當家中的青少年反抗時，他們也只能失控地大吼，或措詞強硬地去斥責孩子。ALP讓你有一個框架可以去滿足雙方，讓兩造達成平衡。我們在執業過程中常看到美國家庭有這樣的情形。有些

人並不吝於給予溫暖、同理與體諒，但卻守不住該守的底線，原因是我們想養出開心的孩子，不想跟他們產生摩擦。也有些人倒向不合理的高標準跟「我說了算」的態度。這往往會引發叛逆或冷戰，讓孩子覺得自己不受肯定或信任。這兩種失衡都會妨礙親子間建立深刻與真實的連結。這兩種鐘擺的極端也都會犧牲掉親子間的互信。

ALP所代表的雙贏能幫助你理解孩子，與孩子合作，也能幫助你去激發孩子自發想養成健康睡眠習慣的動機。

ALP的三個步驟

A、調整頻率——暫停、傾聽，以同理心出發。讓自己設身處地為家中的青少年著想。讓她知道你理解，或至少在試著理解，她內心深處的想法、感受、欲望與不同於大人的思考方式，也讓她知道你對青少年不帶有成見。

L、設定界線——設定並維繫好合理的界線。把邊界設定的理由解釋清楚，如果現行的邊界並不存在，也要把現實的處境交代清楚。

P、解決問題——當青少年孩子的後盾，協助他們想出能讓人接受或甚至更棒的替代或解決方案。

步驟A：調整頻率

調整頻率的定義：去意識或感受他人的視角。透過溝通，讓對方明瞭你知道或至少想知道他或她的想法及感受。

青少年需要我們給予高度的同理並建立溝通的頻道。我們必須讓他們知道我們接納他們的想法與感受，這包括我們不會聽不下去，不會聽一聽就生氣，不會在內心批判他們，並且我們是真心想知道他們的心聲。抓住這個重點，我們就能保持溝通管道的暢通而不會把青少年推開。青少年可以把強烈的感情、新鮮的世界觀、自我意識、不安全感、對實驗與冒險的需求，一口氣通通使出來。在這個關鍵的時期，家中的青少年需要我們用更大的格局去接納跟認可他們的體驗，而為此我們就必須要把自己調到跟他們同一個頻道。他們需要知道我們有興趣知道他們在變成什麼樣的人。

檢視我們對於青少年的成見

我們對青少年的看法，會影響他們對自身的看法。也會影響親子之間的關係。很不幸的是我們的社會多少汙名化了我們的青少年。我們可能不覺得自己心中的青少年形象有受到主流文化的影響，但其實我們難免會在潛意識中被說服一兩樣刻板印象。重新檢視我們對青少年的看法，會有助於我們用更正面客觀的角度去評價自家的孩子。如果我們能凡事往好處想，不要先入為主地覺得孩子樣樣都需要管的話，事情會有什麼不一樣呢？如果你可以當個真正成熟的大人，給孩子機會證明他們既乖巧又能幹的話呢？很簡單，他們會把我們的看法吸收進去，將之內化成自己對自己的評價。

於事無補的成見

青少年都很自我中心。

她情緒化又孤僻。

他跟我答話態度很差。
青少年都很不負責任。
我無法讓她跟我好好說話。
他這個懶鬼從來不幫忙。
她一副很討厭我的樣子。
他只想跟朋友在一起鬼混。
我說什麼都是白說。
我找他講話他都很不耐煩。
她總是鬱鬱寡歡。

有助於事情好轉的態度

青少年有高於人生其他階段的自我意識跟自我認同。
她應該（只）是累壞了。
他需要我換個方式與他建立連結。

青少年的大腦設定就是想冒險跟探索。
她已經準備好了要獲得更多自由跟控制力。
他需要感覺自己在家中是能幹而有貢獻的一員。
她只是在表示她需要獨立。
朋友對青少年而言比什麼都重要。
她不是針對我。她需要我冷靜而不被激怒地陪著她。
我需要更讓他感覺被看見、聽見、有存在感。
她在受苦，苦於憂鬱或焦慮。

調整頻率這一步驟最困難的時候，就是我們擔心孩子、氣憤於他們的行為，還有自己也覺得受傷的時候。身為家長，我們常常自顧自講出自己的觀點、也常常大剌剌地拿著規定去嘮叨孩子，甚至還會偶爾失控地對孩子大小聲。但其實就是在這些氣氛最僵的時候，我們才格外需要拿出同理心。只要我們從反射性的生氣轉換成深思熟慮後的體貼反應，家中的青少年就能感覺自己是個有價值、有能力的存在。這能提高他們的自尊，因為他們會從我們這裡知道他們的經驗不是一文不值。這代表我們能不囿於青少年的外在表現，用更大的格局看到他們內心的真相。

說起睡眠的習慣，我們可以靠著調整頻率去軟化青少年的防衛心，讓他或她能夠自行去把點連成線，體會到睡眠的重要性。你不可能天天盯著他們上床，所以讓他們自己想準時上床才是第一志願。

要在步驟A中表達出對孩子的理解，辦法很多。在執業時，我們會鼓勵每個來諮商的家庭找到他們專屬的說法、肢體語言、表達法。而在一開始，有些工具、破冰的用語或範例，都能有助於你扭轉溝通的氣氛。一旦掌握到訣竅，你就能慢慢摸索出怎麼用自己的辦法去了解自己和孩子。以下我們會用個例子來說明在遇到關卡時，我們反射性跟調整頻率過的反應各會長得什麼模樣。別忘了這只是ALP法當中的第一步，設定邊界與解決問題的步驟說明還在後面。

情境一：你家的青少年違反了門禁。	
反射	你昨天晚上過了門禁時間才到家——你被禁足了！
調整頻率	我聽說你昨天回到家已經十二點半了。怎麼了嗎？

情境二：你家的青少年在你再三要她掛電話後還是講個不停。	
反射	我跟妳說過一百萬次了，把電話給我掛了！
調整頻率	嘿，我知道人有時候一聊就會欲罷不能，其實我有時候跟些叔叔阿姨也會這樣。
情境三：你說了要關機，但你家的十二歲小孩還在繼續打電玩。	
反射	停手，現在！不然以後就不讓你玩了。
調整頻率	你真的沒辦法說停就停，是不？你打到第幾關了？喔，酷喔。
情境四：你家的青少年說：「我朋友都可以拿著手機睡覺。」	
反射	他們亂來你也要跟著亂來嗎？
調整頻率	是喔，有些大人也這樣。你看我說這壞習慣很多人都有，沒有騙你吧？
情境五：你早上得叫女兒十次她才起得來。	
反射	我真的不想再叫妳起床了——妳也太難叫了吧！
調整頻率	早起很痛苦吧？我看得出你還沒睡飽，我知道那種感覺。
情境六：你家青少年過了規定的時間，還沒有把手機拿到臥室外充電。	
反射	好了，手機交出來。四十八小時後再來領。
調整頻率	不怪你，你六點才練完球回家，還有一堆功課要寫，根本沒有時間跟朋友聊。

情境七：你家的青少年跟你說她朋友欺負她。	
反射	唉呦，她一定是嫉妒妳啦。我覺得妳不要跟這種人做朋友了。
調整頻率	是喔，難怪妳心情不好。怎麼回事跟我說說。
情境八：夜深了，但你家的年輕青少年還在打電腦。	
反射	我放棄──我管不了你了。愛睡不睡隨你。
調整頻率	你真的很忙耶──該做跟想做的事情都好多──我懂。想關機真的要下點決心。
情境九：你想問家裡的青少年問題，結果他莫名其妙吼了你。	
反射	你跟我大小聲什麼。你跟爸媽講話該是這個口氣嗎？我只是問你點事情而已耶！
調整頻率	暫停。哇嗚，你心情不好嗎？你平靜一下再跟我說說好嗎？

調整頻率：工具篇

你要如何調整頻率，要看你跟孩子的關係如何，也要看當下的狀況如何。有時候，溝通的關鍵不在於你說了什麼，而在於肢體語言跟講話的口氣。也有些時候你會囉哩囉嗦講一大堆。你要自行去摸索怎麼用最自然的方式去傳達同理心給孩子。我們這裡會介紹一些最好的辦法

（或稱工具）來幫助你起頭。你可以一次使用一個或多個工具，就看你如何因時因地制宜。

調整頻率第一招：暫停、深呼吸，然後說一句：「跟我說說是怎麼回事。」

這樣工具很簡單，但可以幫助你抗拒想怎麼方便怎麼來的衝動，讓你不至於一個不小心就打發、忽視或批判了孩子的困境。要知道就算你覺得孩子真的沒什麼特別的苦衷，妄下斷語也不是什麼好的選擇。比較好的做法是緩一緩、吸口氣，然後仔細聆聽。把手機放到一邊去，電腦關機，然後跟孩子進行眼神接觸。你可以專心聽，也可以邊聽邊點頭說「欸，是喔……」或「然後呢？」。這些舉動可以傳遞你的好奇心，讓你家的青少年願意「傾囊相授」。就當作你對孩子要表達的事情毫無線索或概念，抑或你是真心想聽聽看他有什麼新想法。你自會有機會表達你想表達的事情，但在那之前請先徹底掌握孩子的觀點。緩一緩的另一個好處是能讓雙方都沉澱一下高亢的情緒，尤其事發的前一兩分鐘是情緒暴衝的高危險期。但凡遇到針鋒相對的時候，暫停時間都是我們最好的朋友。

調整頻率第二招：想像冰山

在多數的衝突情境中，特別是跟孩子在互動時，我們會忍不住只看到當下最明顯的行為：不守規矩、不聽人說話、擺臉色給我們看、翻白眼。但這些表現都只是冰山的一小角。不難想

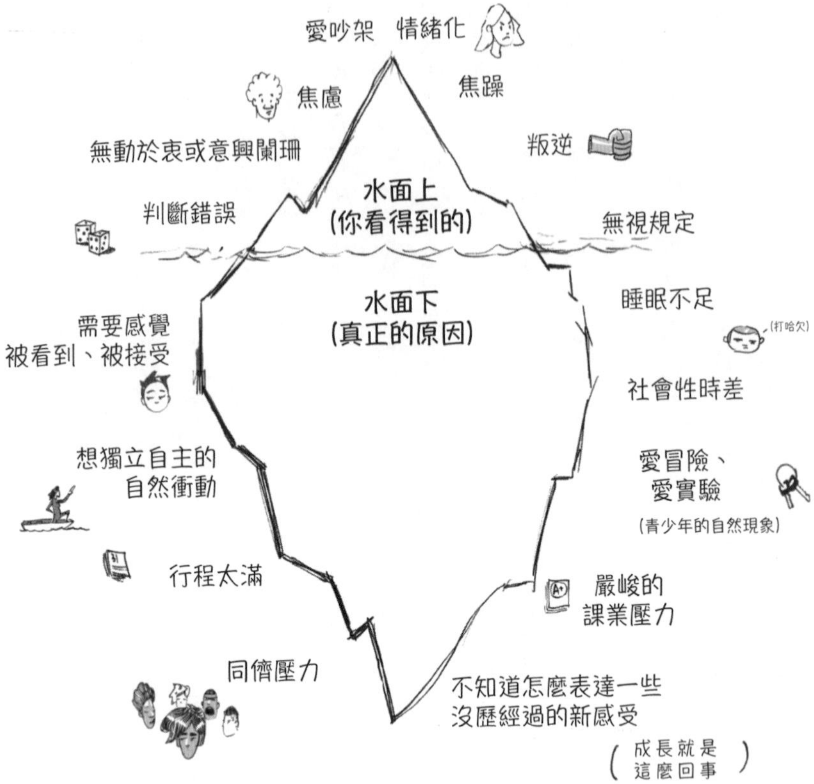

像在這些節骨眼上，我們特別容易因為受不了而出言相激，爭論、吼叫，為了對方的種種行為而感到受傷。但在不可勝數的例子裡，我們的這些表現都無助於處理真正的問題，也就是水面下看不到的冰山本體。

這是因為人性之複雜讓我們不是每一次都能據實吐露完整的心情。你家青少年說出的字句跟外顯的行為只是表面真相的一瞥而已，而那點皮毛根本不能讓人看清水面下廣大而繁複的感受與動態。一旦我們眼裡只看得到冰山一角，人與人的溝通就會陷入僵局。冰山的比喻可以幫助我們看穿表現的行為，進而去看到深層的真相。每當孩子做了件讓你七竅生煙的事情，別忘了先提醒自己：第一，想像冰山；第二，不要衝動；第三，先拿出好奇心，問問他們在忙什麼、困擾什麼、經歷什麼。這並不代表你要讓孩子為所欲為，完全不顧對人的禮貌跟對家規的尊重，而是代表你是真正成熟的大人，所以你不會什麼都往心裡去，因為那只會讓你的情緒阻礙了你對孩子的關心。不要衝動行事的真正意義在於傳達你的信任，讓她知道你願意無條件相信她，而且會一直相信下去。當然我們知道，這麼做需要勇氣。

對於水面下的冰山抱持好奇心，很自然會導致我們對孩子產生更深的同理心，而這便可避免雙方都覺得受傷，雙方都覺得生氣，還有把雙方的距離拉遠。即便是單純地認知到冰山不只一角，或是做出嘗試要理解的表現，都能讓孩子卸下心防，感覺到我們不是在批判他們（由此他們也會稍微放過自己）。這麼一來，我們就能敲開親子間討論、分享想法跟相互合作的大門，而這些都是讓親子間化干戈為玉帛的關鍵。青少年將因此獲得空間去發掘自己的行事動機，須知任何的改變都必須以動機為起點。你是在搭建一個平台來扭轉僵局，讓親子可以在平台上一起成長、一起解決問題，也讓你有一個地方去支持孩子，而且是用一種符合他們真正需求的方式，畢竟你清楚冰山底下有些什麼。

場景一

老爸最近很苦惱，因為他兒子很不乖，講話很粗魯，此外他們父子倆好像還事事都不對盤。一直很想糾正兒子談吐的老爸會告誡他：「別再對我那種口氣。我只是想跟你講兩句話。」或「嘿，我的心也是肉做的，也會受傷好嗎？」但事情還是沒有好轉，父子倆也愈來愈有漸行漸遠之感。

退一步想想，老爸開始換了個角度思考兒子的行為。他意識到自己跟兒子所失去的，而且或許也很想念的，是一起從事某種活動的樂子。在冰山一角下，他兒子其實很想念跟爸爸的連結，當然這說的不是每天不得不盡的責任跟日常生活的來來去去，而是其他真正有意義的親子互動，比方說兒子小時候，他們會一起坐著玩樂高，一玩就是一小時還沒人打擾。但如今他們已經失去了共同的語言，所以兒子沒辦法直率地把這種心情表達出來（甚或他根本沒有意識到自己確切在煩悶什麼），只能將之表現為種種的「不乖」。

老爸於是什麼也不解釋，就逕自帶兒子去看了他覺得小孩子會愛的電影。他提議用走的而不要開車去戲院，還故意嚷嚷著要把手機丟在家裡，也就是說要是有人想找他，就請對方乖乖等到他們看完電影回來。就此等到回程途中，父子倆已經有說有笑地複習著電影中的場景，甚至還順道聊起了他們很久沒有碰觸到的話題。原本的劍拔弩張已經消失無蹤，但這並不是因為老爸伸手去捅了馬蜂窩，而是因為他處理了水面下的冰山本體。

場景二

假設當媽的聽到她十八歲的兒子在凌晨兩點回到家。擔心得要死的她一直沒睡，就等著他回來要去找他問話。

媽媽：你可回來了，你不是好幾個小時前就應該到家了？
兒子：妳別管，說了妳也不懂。我實在是走不了。
媽媽：你當然走得了，你就是沒把家規放在眼裡罷了！
兒子：我要去睡了（閃人）。

又一次，做家長的眼裡只有水面上的冰山一角。內心的擔心跟無助讓媽媽爆發了情緒。我們都知道做爸媽的一旦害怕起孩子會出事，怒氣也會一發不可收拾，然後我們的口氣就會很差，有意義的建設性溝通就會寸步難行，你對孩子在忙什麼、有什麼感覺也會失去好奇心。此例中的媽媽與兒子會溝通斷線，就是這個道理。

那如果媽媽換一種作法呢？比如說像下面這樣：

媽媽：哈囉，你剛回來喔？一切還順利嗎？

兒子：妳別管，說了妳也不懂，我實在是走不了。

媽媽：你先說說看嘛，我想了解一下。

兒子：好吧，麥可剛跟女朋友分手了，我不想放他一個人。他受的打擊真的很大。

媽媽：哇嗚，還好你有告訴我。可憐的麥可。我懂失戀的痛苦，也覺得你做得很對。

兒子：是啊，我真的不知道還能怎麼辦。

媽媽：下次有這種事情發生，你可以打電話或傳訊息給我嗎？那樣我心裡會比較安心，不然我睡不著也是窮擔心，畢竟媽也挺喜歡胡思亂想的。

兒子：好，我知道了。我是怕妳會生氣然後叫我馬上回家。

媽媽：我會盡量聽你講你的狀況，要是我忘了你可以提醒我。也許我們可以約好個暗號，要是我又不聽你說話了你就可以喊出這暗號。像是「鳳梨」怎麼樣？

兒子：哈哈，好，就鳳梨。晚安，媽。

媽媽：你需要我上來幫你蓋被嗎？

兒子：鳳梨，媽。

在這個例子裡，做媽媽的很好奇冰山底下的本體，也就是兒子在外頭真正發生了什麼事情，並請他的兒子把實話告訴她，甚至在過程中還用上了一點幽默感，結果她成功知曉了兒子的難處。跟兒子在這種程度的理解上產生連結，替她創造了一個突破口，讓她得以跟兒子說好下次可以怎麼溝通這類狀況。由於她去看了水面下的狀況，所以他感覺信得過媽媽，也願意照她的意思去做。她同時也為自己創造了機會去讓兒子明白為人母的真實感受（自己的冰山本體），也就是擔心多於生氣。

你不見得能每次都立刻得知水下的冰山真相，但那也無妨。只要固定傾聽你的青少年孩子，讓他們知道你想要了解他們，就能建立起親子間的信任與善意。把「我知道出事了，但沒有關係，我隨時都願意聽」之類的話掛在嘴上，他們會愈來愈願意對你敞開心胸。

家長這座冰山

在爆氣、吼人、叨唸，或兩手一攤不耐煩地掉頭離去時，我們會覺得自己這個家長當得實在太失敗了。我們會覺得自己斷線了，而且不只是跟孩子的溝通斷線，而是連跟自己內心的真實感受也斷了線。這種時候我們會感覺非常孤單。會有這種狀況，是因為我們也是一座冰山，也是水面上看起來還好，但水面下暗潮洶湧。或者可以說我們每個人都有自己的一座冰山。在跟孩子相處觸礁的時候，我們感受到的往往是恐懼。我們怕自己這個爸媽做得不夠好，怕孩子會學壞，怕我們小看了為人父母的難度，也怕我們辜負了或失去了與孩子的連結。這些都是極其正常但也極其磨人的恐懼。若我們可以把點連成線，看穿自身這座家長冰山在水面下的模樣，並順勢調整好頻率去理解我們真正的擔憂跟恐懼，那我們就能在家中創造出更多的連結。ALP法適用各種關係中的各個方向，包括我們與自己的關係。

調整頻率第三招：好服務生

我們肯定都在餐館裡經歷過糟糕的外場服務。服務生心不在焉，搞失蹤，或是你點A卻端來B。有時候我們在孩子的眼裡也可能是相同的形象。反過來說，好的服務生會為了不弄錯你點的餐而聽得很仔細，甚至會複述你的點單來確認（然後我們會覺得，哇，他真的很會！）。確實，光是把你聽到或聽懂的內容反射回去，就能讓對方感覺獲得了不帶批判的認可。

這麼做堪稱促進自我動機的利器，因為這訴諸的是你家青少年的親身體驗，而不是你主觀的意見、批判與專業。這會讓他們把注意力集中在自身的想法而非爸媽的想法上──如此他們便有機會能發展出內在的動機去從事健康的行為，包括好好睡覺。這門技巧在三種時候效果最佳：你家青少年跟你聊起交友或課業困境時，聊起她有多忙多疲倦時，還有聊起她為什麼出於種種理由沒辦法早睡時。緊抓著她告訴你的內容，萬萬不可摻入自己的價值判斷、修正或主張。你只要也只能做一件事情，那就是把聽到的東西換個說法，反彈回孩子的耳中。

服務生：
所以您點的是凱撒沙拉，雞肉特餐，還有氣泡水，沒錯吧？

四歲小孩的媽媽：
原來如此。你現在不想洗手手，你現在想吃點心，對吧？

家有青少年的家長：
你覺得一切都在掌握之中。
球隊練習跟課業於你都很重要。
你覺得很無力，覺得好像時間不夠你去做所有想做的事情。
你覺得睡覺是你待辦清單上優先性最低的事情，是嗎？
你的行事曆真的很滿。
你是說你有這個能力，但覺得我們信不過你？
這感覺是你現在最看重的事情。

要是你一開口就是膝反射的回應，那你的青少年孩子就很可能會把心門鎖上，一個人在困境裡感覺孤立無援。善用好服務生的技巧，你就能從青少年想法的原點出發，把想要批判、糾正與爭辯的欲望壓抑下來。你可以利用這個簡單卻強大的技巧去調整頻率，收聽青少年的心聲廣播。由此他們會感覺被看見、被聽見，而看見跟聽見也正是同理心的起點，有了這個起點，覓得解決之道就只是時間的問題了。這種包容性，是維繫親子連結的關鍵所在，只有這種接納的態度，可以讓家長在孩子的眼中是個好隊友而不是（怎麼看怎麼煩的）對手。

在下方的情境劇中，你會看到一個爸爸是如何抗拒想說教的衝動，順利扮演好「服務生」的角色。

女兒：事情有夠多，你不懂啦！

爸爸：（點頭）原來如此。妳真是很忙耶。

女兒：我已經盡力了，但要我早睡實在不可能，辦不到就是辦不到。

爸爸：感覺妳一整天都沒有空檔，行程排滿滿。

女兒：是啊，練球要兩小時，學生會要開會，時間到了還得跟食物銀行去發東西，要去當五年級小朋友的家教，另外我又接了吹判籃球賽的工作……然後我還有作業要交！

爸爸：妳課外的活動真夠多——但作業也一樣都不能少交。

女兒：我真的太多事了。一開始每一樣都好像只是小事，但通通加起來就一點都不小了。

爸爸：是啊，分開來看好像還行，但一合體就變成另外一回事情……

你會注意到青少年開始主動跟你建立連結。這或許需要一點時間，但她總會意識到自己忙得太誇張了，同時也會明白自己是如何一步步來到這樣的困境中。在某些狀況下，你需要的只是步驟A，也就是去當個好服務生就夠了。光是好好傾聽並如實回應，就能讓他們自行得出正確的結論。當然如果換成別的狀況，你可能就需要追加我們馬上會介紹的步驟L跟步驟P。

好服務生技巧的妙處就在於透過當個回聲筒，你可以為自己爭取到時間來省察、調節自己想要脫口而出的主觀意見。作為心理治療師，我們在研究所一年級時就學到了這個技巧，但一般人並沒有機緣可以練習這個基本款的諮商技術。你可以把「好服務生」理解為同理心的入門攻略。

自我動機：讓你家的青少年買單

你家的青少年要是不先對睡好這件事產生興趣，那你給他們再多的建議也是對牛彈琴。青少年常把你們給的建議當成說教，由此他們要嘛抗拒要嘛把你的話當耳邊風。學者觀察到對青少年而言，爸媽的建議很容易淪為內心無聲抗議的啟動劑。當然這並不表示你完全沒有空間去提供孩子你的想法跟資訊，事實上，雖然你提供的東西都像是石沉大海，但相信我們，這是一件你必須堅持做下去的重要工作。只是說你最終的目標不是讓他們把你的話聽進去，而是因為你的話而萌生出自我動機。當然每個青少年都有不同的個性，有些只需要你問幾個簡單問題跟傳遞一些資訊就可以搞定，有些則需要你繞點遠路。青少年需要自主性，他們不愛被人呼來喚去或當成小孩子哄。不少青少年也十分樂於了解自己的腦部與身體。

尋找切入點，用他們在乎或抱怨的事情去開展跟睡眠有關的討論，譬如：

「這些數學功課也太難了吧。」

「我的皮膚看起來好糟。」

「我怎麼一天到晚受傷。」

你也可以問一些開放性的問題，用一種更能幫上對方的方式來分享資訊：

與其說：「你知道青少年需要九到十小時的睡眠嗎？」
不如說：「這一段你讀一下。」
與其說：「你覺得自己睡得夠嗎？」或「你不覺得自己應該多睡一點嗎？」
不如說：「你覺得自己的睡眠狀況如何？」
與其說：「你覺得自己需要早點就寢嗎？」
不如說：「你對自己的就寢與起床時間有什麼想法？」
與其說：「你累了，我看得出來，快去睡。」
不如說：「剛剛我們在看電影的時候，我看你好像一直打瞌睡。」
與其說：「是不是手機讓你分心和失眠？」
不如說：「你是否觀察到手機跟睡眠狀況之間有什麼關聯？」

其他開放性的問題跟觀察還有：

「我在這書裡看到這張問題清單，我有點擔心這就是在說我。原來我睡眠不足！」

「哇嗚，這一章是在講高中太早開始上課的問題——我之前都沒想過這對你們的影響多大。我有點嚇到，我先前竟然對此一無所知。」

「家裡有誰起床的時候會迷迷糊糊？」

「家裡有誰偶爾會在方向盤後面打哈欠？」

「你今天感覺如何？我看你房間燈昨天好晚都還亮著。」

「我知道你覺得我太重視睡眠了。你覺得我太誇張嗎？」

「你現在覺得重要的事情有哪些？」

「你現在最享受做什麼事情？」

「這太瘋狂了，我小時候在學校都沒聽誰講過這些事啊——沒有人知道人幾乎都是睡覺的時候在成長。科學家一發現睡眠對你們這年紀的孩子這麼要緊，基本上也是嚇了一大跳。」

別忘了對較年幼的青少年而言，針對手機使用、熄燈時間、就寢時間等事項建立家規依舊是非常合理且要緊的做法。如第七章所說，我們看到太多家長過早棄守這樣的底線，只因為他們抵抗不了家中青少年要求獨立的呼聲。獨立是好事，但別忘了科技的力量與誘惑是從前沒有任何世代的青少年需要克服的難關。有些青少年會需要較多的支持，才能在此一現實與自身的睡眠間取得平衡。

調整頻率第四招：體育主播（而不是裁判）

以體育主播為名的技巧是另外一種可用來保持溝通暢通的工具。透過這種技巧，你可以順利保持中立、傳遞頻率與表達理解，並蒐集各種事實——同時壓制你的膝反射，讓你爭取到時間去匯聚資訊。當棘手的事情發生，或者你在盤算話要怎麼說才對時，你可以像在轉播比賽一樣把你眼前的事情如實講出來。你可以把實況一幕幕陳述出來，既不帶主觀的判斷也不妄下斷語，就像專業的體育主播有一說一。相對於好的服務生會把孩子告訴你的話換個形式彈回去，體育主播會以更大的格局把當下的局面做一個概括性的交代，而且主播本身通常不具有當事人的身分。假設你聽見隔壁房間裡有人在大小聲，結果你走進一看才發現你兩個孩子在互相罵來罵去，旁邊還有一個壞掉的電視遙控器。

膝反射的回應：嘿，別吵了！遙控器是誰弄壞的？

主播式的回應：哇，這裡好像很熱鬧。聲音好大。你們倆都氣呼呼的。然後我看看，是了，地上有破成好幾部分的遙控器。

你這麼做是在蒐集資訊，並且讓你的兩個孩子知道衝突的場面你看到了，但你並不打算妄下定論。隨著孩子慢慢長大，我們會想要支持他們去化解他們自身的衝突，所以運動主播式的處理態度會有助於他們感覺你雖然人在現場，但你不見得會蹚這渾水。如果他們需要人提醒他們別忘了家規，或是需要大人協助解決問題，那你將會進一步引入步驟L跟步驟P。

這裡有一位母親發現就寢時間已過了好幾個小時，但兒子還沒睡，於是她化身運動主播去找他講話。

媽媽：嗨，寶貝。你醒著啊。我看你的書跟作業都還沒收，你的燈也亮著。

兒子：是啊，我忙到忘記時間了。

媽媽：我懂。還有你睡眼惺忪我也看到了。

兒子：我其實中間睡著了好幾次。

這場母子間的對話不會到此為止，因為仍需要維繫住界線（步驟 L）並支持兒子想出解決方案（步驟 P），但依我們目前所見，化身運動主播的母親為兒子打開了話匣子，讓他得以表達兩件事情：他讀書讀到忘記時間；他現在非常睏。這是很大的進展，因為他並沒有為了保護自己而隱瞞自己的心思，而這也將有助於他未來觸碰到自身想要改善睡眠習慣的內在動機。他感覺母親並不是來找碴，而是跟他站在同一邊的。

這裡有一位父親，下班回家才發現他家的兩個青少年都在看 YouTube 影片。

爸爸：嘿，你們兩個！在忙什麼？我看到我的孩子在看不知道什麼影片看到忘我……背包開都沒開就丟在門口，還有一條看起來很需要出去遛遛的狗。

女兒：哇咧，我們剛剛只在看我朋友傳過來的影片，看著看著就停不下來了。

兒子：我本來要帶艾波出去遛遛的，結果，沒錯，我不小心掉進夢遊仙境的兔子洞裡了。不好意思啦，艾波，我這就去拿妳的牽繩！

在這個例子中，爸爸使出了體育主播的口氣去引導孩子意識到自己的行為並自我修正。他們很清楚自己該做什麼，所以他們需要的不是嘮叨或斥責，而是適當的提醒。

調整頻率第五招：加入他們並展現風趣

你是否曾經抱著一大碗酸奶油洋蔥口味的洋芋片往沙發一坐，然後悠閒地跟家中的青少年一起看電玩遊戲《麥塊：當個創世神》的影片？只要青少年不防著你，你就能更深入去理解他們的世界觀。確實，你完全有可能聽得或看得一頭霧水，但這不正是你展現幽默感跟自嘲能力的最佳時機？把電玩遊戲、社群媒體、線上內容都當成敵人，你只會讓自己在孩子的世界裡益發沒有立錐之地。所以正解是採用第五招調整頻率工具：加入，展現風趣的一面，設法與孩子同隊。

深挖自己內心幽默的那一面，藉此在家中創造出一股輕鬆的氛圍。氣氛的緊繃或輕鬆，有時候中間只隔著一個有哏的笑話。沒做不會怎樣，做了很不一樣，所以與其唉聲嘆氣或大呼小叫地罵人，你可以時不時往電視機旁一站，嘗試一段在抖音上爆紅的舞步，就當是在向孩子們輸誠。你得去理解青少年，搞懂他們覺得什麼東西好笑，同時你要臉皮夠厚，不要因為被翻了白眼就放棄搞笑。每當負向的模式成形，我們就必須有人跳出來打破循環，而你身為家長可謂責無旁貸。這裡我們再舉幾個歷久不衰的爸媽流老哏為例：

喔，我的天啊，我色藝雙全的女兒快要被 YouTube 給吸進去了！我該往哪裡按讚跟訂閱，才能不錯過「早早把筆電關機然後全家一起在沙發上看電視」頻道的最新影片呢？

我知道要在睡前換檔進入就寢狀態，並不是件容易之事。我小的時候，會用夜燈讀好幾個小時的閒書。不過那是很久以前的事了，那時我們家是一間小木屋，前院可以聽到恐龍在晃來晃去。

這真的是太誇張了。我身為手機奴隸的程度已經不輸給妳。我會明明不覺得有趣，還是在 IG 上滑個不停。妳 IG 上有飯店地毯的主題帳戶嗎？

搞什麼！都九點了，晚安盒裡連一支手機都還沒來報到，這是怎麼回事？難道是晚安盒被搶了嗎？！我是不是該打電話給手機警察報案？

嘿，這遊戲裡有會為了叫妳把遊戲關掉而跑出來十次的角色嗎？他們有贏過嗎？我只是好奇我成功讓大家去睡覺的勝算有多高？

功課還沒寫完？真的假的？什麼老師這麼愛出這麼多功課？這下子我們得拿衛生

紙捲去丟誰家?(美國人的經典惡作劇)

我知道妳覺得這些過濾藍光的玻璃很宅很蠢,但它們是認真可以擋掉超多的筆電藍光。這麼一來我需要擔心的就只剩下悄悄摸到我身邊的餅乾怪獸了(芝麻街裡的藍色玩偶人物),看我的!

調整頻率第六招:情緒波浪

幾乎每個人,都在人生中有過被情緒徹底淹沒的記憶。曾有一名母親形容過那感覺就像是憤怒化為液體,滿溢了她的全身。一名親切又可愛的青少年曾跟我們說過,他生氣時會感覺到一股衝動想丟東西——他感覺氣頭上的自己就想把憤怒抓在手上扔出去,不然身體簡直像要爆炸。只不過這種情緒的噴發不會始終維持在高檔,只要給點時間,我們情緒回穩都幾乎是必然的事情。

情緒波浪不論對青少年或家長,都是一種非常實用的概念。我們可以把情緒想成是巨大的波浪,甚或是暴風雨。它們會襲捲我們,但其強度也終將緩和下來。我們整天都會有情緒起伏,但當中最為難解且強烈者會像是夏日午後的風強雨驟,來得快,去得也快。

你可以把自己想成在生活的詭譎水域中航行的船長,你的孩子持票住在頭等艙(或慢慢長大後會成為跟你搭配的另一位船長)。你會想緊盯著地平線,把眼光放遠,把格局放大,不要被海面一時的起伏拋來甩去。你會想讓孩子感覺到他們的情緒都屬於正常，感覺強烈的情緒會退場，而你們將一起度過那些困難的瞬間而毫髮無傷。再大的情緒風浪，都只是人生的過場。

茱莉表示：我兒子還是青少年的時候，我記得很多人跟我說，「這只是一個階段，他會慢慢懂事的，相信我，這只是時間問題。」而事實證明他們是對的。青少年的歲月時而會感覺像是一場漫長的暴風雨，但家長要相信那一切都會過去。來來去去的浪頭終將退卻，看似沒有盡頭的風雨也會告一段落。你需要的只是付出時間、耐心，並把無條件的愛堅持下去。不要覺得孩子是針對自己，要當個成熟的大人，有幽默感的大人。

說起家庭作息與睡眠習慣，調整頻率步驟是軟化你家青少年防衛心的關鍵，而只有態度軟化了，孩子們才可能去串起各個線索，得出睡眠是為了自己好的結論。久而久之，他們會認清良好的睡眠習慣關乎他們能不能活得精神抖擻、活得正向樂觀，也活得健健康康。等他們不需要去反抗或逃避爸媽那種看到黑影就開槍的過激反應，而能開始感覺到家長不帶指責或羞辱的肯定與理解後，孩子們就會讓你看到他們實際上需要也歡迎與爸媽就他的掙扎進行誠懇的討論。

步驟L：設定邊界

設定邊界的定義：明言行為的底線，並針對這麼規定的緣由稍作解釋。

在透過調整頻率步驟完成理解的傳達之後，你就擁有了設定邊界的條件。所謂邊界包括全家協議好的家規、學校的校規、外部組織的規範，乃至於其他有必要由你去傳達給青少年，不可踰越的邊線。正是因為有邊界需要設定，例行的家庭會議才會有其必要。你可以在會議中凝聚全家對於規定、日常慣例、相關責任等事項的共識。而有了共識，ALP法裡的步驟L就會好辦許多。

設定邊界的同時，也別忘了對邊界的「立法精神」稍作說明。比方說：「九點起就不能再有手機或電腦螢幕開著，因為想讓你影片看一整夜是YouTube的陰謀！」給出理由可以讓你從立法委員進化為嚮導。你變成是在協助青少年了解並逐步內化家規與行為邊界背後的原則與價值，進而讓孩子直接訴諸他們內心的是非對錯。他們也會藉此更加感覺到你對他們的尊重。

說起睡眠習慣，設定合理的界線仍是你需要為青少年孩子做到的事情，即便他們可能會激烈反彈。使用家長退場的技巧，你可以隨著孩子成熟而調整自己設定邊界的方式。面對較年幼的青少年，你可以不需有顧忌地針對作息、螢幕與就寢時間提出邊界。對於較年長的青少年，由於你對其生活中的這些層面已無直接的控制力，因此你可以轉而訴諸孩子的自我動機。

在智慧裝置與網際網路問世之前，家長要維繫規律就寢、熄燈、臥室不看電視等睡眠習慣肯定難度較低。即便當時家裡沒有嚴格要求這幾點，我們在青少年期也不至於在睡眠上表現太差，畢竟當時的科技還不太夠力。你自己在當青少年時或許也會熬夜、也會跟朋友講電話、也會聽音樂，或看電視，但那跟現在比起來都算不了什麼。現在的 3C 不論是引人入勝的本事或是讓人欲罷不能的本領，都比前輩們高不知道多少個量級；我們在臥室裡打家用電話或是用床頭音響放音樂光碟的過去，跟現在的通訊與娛樂科技根本沒得比。

但那個單純的過往，那個電話線會繞家裡好大一圈的美好歲月，我們是回不去了，所以輪到當家長的我們必須更努力去捍衛同一組邊界。現代科技那不可思議的魅惑力跟成癮性，偶爾會給人感覺是一種我們無法避開也無法與之抗衡的怪力。要是你擔心把準時熄燈收手機的各種規定搬出來會讓孩子討厭你，我只能說我懂你為什麼會有這種非常合理的恐懼。但其實這稍微與事實不符，其實如果你用不帶偏見的態度去實施這些家規，大部分青少年都會主動表示他們需要在裝置的使用上有可依歸的邊界。應該說邊界這東西，沒有人不需要。

設定邊界第一招：我知道你知道

別自欺欺人了，你家的青少年早就很清楚大部分的規定。與其把她在家庭會議上自己同意過也聽你說過幾百次的邊界再拿出來重複一遍，你可以嘗試換個方式炒冷飯，把重點放在你知道她知道：「嘿，我知道你很清楚規定，但……」或「我知道妳知道這一點……」。用這些方式開頭，你能得到兩個效果：一來是你會感覺比較不像在嘮叨，二者是你可以比較不像在把家中的青少年當成幼稚園小朋友。有些青少年會嗆你：「你每天就只會跟我講那些我早就知道的事情！你是覺得我還是小朋友，還是覺得我很笨？」有些則會翻白眼加嘆氣。在年復一年只會把規定跟邊界掛在嘴上之後，突然要你改你可能覺得很難，但這一招是真的能改善你與青少年溝通時的氣氛。

設定邊界第二招：用積極的正面表述取代消極的負面表述

比起聽說我們什麼不能做或必須要放棄什麼，更有建設性的訊息是聽說有什麼是我們可以做的。一個很好的練習是記住這一點，然後花點時間把你設定邊界的陳述都從負面表述改成正面表述。比方說：

負面表述：馬上關掉，不然我就要收回你的某項權利。

正面表述：OK，時間看起來差不多囉，快帶狗狗去跑一圈吧，你看牠在瞪我們了——牠都知道時間到了！

負面表述：熄燈時間到了，今晚的電視到此為止。

正面表述：該關燈去舒舒服服地睡一覺了。劇情我們明天晚上待續。

負面表述：嘿，電話不准再講了！都什麼時候了還不拿去充電。

正面表述：帥哥，你沒在看時鐘喔。我幫你看過了，現在是「去沖澡完帶書上床」的時間了。淋浴間先搶先贏喔。

正面與負面陳述的差別或許看起來很微妙，至少沒有不一樣到涇渭分明，但我們要的就是那一點點差別。要知道用一種「我們做得到的」、「我們要去嘗試」態度去說話，那種心理上或情緒上的暗示會相當強大。

設定邊界第三招：不要只想著「我說了算！」

設定「我說了算」的邊界不會對你為青少年擘劃的長線目標有任何幫助。我們以家長的身分設定邊界，不是要製造出無腦聽話或盲目聽信權威的傻孩子（我這麼做是因為我收到這樣的指示，或我不做會被罵或被罰），而是要培養出有朝一日能展現判斷力的獨立個體（我這麼做是因為我知道這是個正確且良善的決定）。你的願景是要讓家中的青少年能在沒人監督或指點時也不會誤判情勢。我所謂讓孩子發展出道德羅盤，就是這個意思。

永遠別忘了解釋邊界與規定背後的理由。我們的使命是幫助青少年發展出是非對錯的判斷力，讓他們不論去到天涯海角都能一輩子受用。我們的目標是養成他們的思辨能力。

在你所設邊界中加入解釋，也是一種帶有尊敬意味的溝通方式。你多半不會叫同儕或朋友該怎麼做而不告訴他們為什麼吧？比方說：

> 我們不在吃飯時帶手機上桌，因為一起吃飯是家人間難得的相聚一刻，我們希望把時間盡量花在相互的近況關心上。
>
> 我們貫徹「先苦後樂」，工作完才能玩耍的原則，因為不把事情做完玩也不盡興。
>
> 我們會在睡前一小時把手機拿到臥室外去充電，因為這能讓我們的身心做好與就寢時間無縫接軌的準備。
>
> 一邊做功課一邊看 YouTube 影片，就跟同時跑兩個頻道一樣。說真的，你的腦袋真的會因此打結。

設定邊界第四招：「不」要省著點用

你會覺得自己的「不」，說得太多了嗎？會的話，你可以考慮換句話說，至於你應該這麼做的理由是：

- 「不」會觸動直覺性的反抗。
- 說太多「不」會讓你成為聊天時的句點王，「不」是溝通殺手。
- 把「不」當成口頭禪，會讓你遭到無視，你找人講話會到處碰壁。
- 「不」無法傳遞細節或說明。
- 「不」的感覺太過負面（不然呢？）。用「我可以」這種積極進取的態度去表達邊界，可以給人較正面的觀感。
- 「不」無法讓孩子認知到你給予的認可，由此他們有可能陷入「你把我當三歲小孩！」的情緒中。
- 「不」自帶一種羞辱人的感覺，會給人一種莫須有的嚴格感。

你還是可以傳達一種清晰而堅定的邊界。限縮「不」字的使用只是代表你要去琢磨語言的使用，用正確的語言選擇來促進親子間的連結，保持親子溝通。

設定邊界第五招：陳述現實

很多時候我們並沒有邊界或規定可以陳述，我們能陳述的只有「現實」。在這種狀況下，名為現實的步驟可以幫助你灌輸一點智慧給孩子，或至少可以幫助他，嗯，接受現實。

以下是在爸爸與資優生女兒之間的對話，稍早已經出現過了，但這一次爸爸新增了現實的陳述，結果產生了有建設性的效果：

女兒：事情有夠多，你不懂啦！

爸爸：（點頭）原來如此。妳真是忙耶。

女兒：我已經盡力了，但要我早睡實在不可能，辦不到就是辦不到。

爸爸：感覺妳一整天都沒有空檔行程排滿滿。

女兒：是啊，練球要兩小時，學生會要開會，時間到了還得跟食物銀行去發東西，要去當五年級小朋友的家教，另外我又接了吹判籃球賽的工作……然後我還有作業要交！

爸爸：妳課外的活動真夠多——但作業也一樣都不能少交。

女兒：我真的太多事了。一開始每一樣都好像只是小事，但通通加起來就一點都不小了。

爸爸：是啊，分開來看好像還行，但一合體就變成另外一回事情……

（以下為新增的現實陳述）

女兒：是啊。

爸爸：我知道妳知道，但有時候我們一不小心就會忘記一件事，那就是事情不是愈多愈好，把事情做好、做得開心才重要。妳不用想說要十項全能。

女兒：是啊。

爸爸：（面露微笑）我就是想到跟妳提一下。

情境一：你家的青少年違反了門禁。	
調整頻率	我聽說你昨天回到家已經十二點半了。你被禁足了。
設定邊界	我知道你知道，但非暑假期間的門禁是沒得通融的。等暑假到了我們可以再討論放寬。門禁的用意是確保你不會深夜還在外頭，保護你的安全也保障你的睡眠。
情境二：你家的青少年在你再三要她掛電話後還是講個不停。	
調整頻率	嘿，我知道人有時候一聊就會欲罷不能，其實我有時候跟些叔叔阿姨也會這樣。
設定邊界	該一起來準備晚餐了。妳知道吃完飯之前要把手機收到哪兒。

情境三：你說了要關機，但你家的十二歲小孩還在繼續打電玩。	
調整頻率	你真的沒辦法說停就停，是不？你打到第幾關了？喔，酷喔。
設定邊界	該收一收了喔，我們要去幫你姊姊的比賽加油。
情境四：你家的青少年還醒著，但就寢時間已過。	
調整頻率	我知道你說你不需要睡那麼多。但我也看到你偶爾有點掙扎，狀態不是太好。
設定邊界	我們家開會通過的就寢時間仍舊有效，因為你也知道睡好是把任何一件事做好的基礎。
情境五：你早上得叫女兒十次她才起得來。	
調整頻率	早起很痛苦吧？我看得出妳還沒睡飽，我知道那種感覺。
現實步驟	要一直叫妳起床，對我的時間也是一種壓力，畢竟我也要準備上班。我得把這工作託付給妳自己。我已經加入了「延後上學」委員會，但在那之前，該遵守的時間就要遵守。這麼早上課妳討厭，我也不喜歡，但在學校有所行動前我們只能自立自強。
情境六：你家青少年過了規定的時間，還沒有把手機拿到臥室外充電。	
調整頻率	不怪你，你六點才練完球回家，還有一堆功課要寫，根本沒有時間跟朋友聊。
設定邊界	九點了。還記得我們說好時間到了就要把手機拿出房間嗎？手機在房間裡會影響你睡覺。

情境七：夜深了，但你家的年輕青少年還在打電腦。	
調整頻率	你真的很忙耶——該做跟想做的事情都好多——我懂。想關機真的要下點決心。
設定邊界	時間不早了，你要讓眼睛跟腦袋瓜都先休息一下，不然等一下你睡不著。把你的電腦拿到我書房，那兒才是它過夜的地方。
情境八：你想問家裡的青少年問題，結果他莫名其妙吼了你。	
調整頻率	暫停。哇嗚，你心情不好嗎？你平靜一下再跟我說說好嗎？
設定邊界	被用那種口氣說話真的感覺很不好。我感覺很不ＯＫ。

步驟P：解決問題

解決問題的定義：支持你的青少年孩子想出可接受或更有建設性的替代或解決方案。

獎勵或懲罰——孰優孰劣？兩者皆可拋？

說起執行規定，情緒與質疑都會在我們提議取消獎勵或懲罰之際高漲起來。

但請先不要激動，先聽聽看我們主張應該放棄這些經典親職工具的原因是什麼。懲罰的本質是什麼？懲罰是讓某個人為了他們做過的某些事付出受苦的代價。有時候我們會認為懲罰是「公正的」，意思是被罰的人做了壞事，所以活該遭到懲戒。有時候我們會認為懲罰可以發揮「阻卻犯罪」的功能，讓犯事之人「下次不敢了」（很多家長都是這種心態）。但不論是哪一種思路，你都能感覺到對孩子濃濃的負面觀感，而我們肯定不會希望孩子們知道別人把他們當賊。懲罰傳遞給孩子的訊息是我們認為他們是壞胚子，所以才會有我們「逮住」他們的概念，因為我們壓根不覺得他們想做對的事情、好的事情，也不好奇他們歷經了什麼或需不需要我們提供各種奧援。懲罰會讓人感到羞恥，會讓怕被抓到成為行動的動機。相關研究已經反覆證明了懲罰會讓人失去創意思考的能力，解決問題的能力，嶄新的靈感也會離他們而去。

如果你納悶不靠處罰，你要如何在家中發揮影響力或大權在握，那我們想要挑戰你去換個框架思考。與其想要在家中呼風喚雨，你應該思考的是如何對家中的大小動態瞭若指掌，並將自己定位成一名嚮導。你可以化身為一名對威脅與懲罰說不，行事明確而穩重的導航。你會站在孩子那一邊，相信孩子有欲望跟本能去成為好人，去在安全的範圍內弄清楚世界是怎麼回事，去犯錯，去長出他的道德羅盤（不只是你灌輸他們的觀點，也包括他們發自內心的看法）。

我們來看看一個例子：你的大兒子對弟弟很兇。在某個點上，你可能滿懷挫折感，可能會脫口說出：「我說過你們要相親相愛，你不可以欺負弟弟。你再不改我就要沒收你的手機，這週末也不准你打電動。」首先，這些懲罰跟欺負弟弟的行為沒有任何關係——兩者間不存在因果關係，所以也看不出邏輯。但更重要的是，這麼做無助於你挖掘哥哥兇弟弟的原因，你既無法從中看出哥哥藉此想表達的訊息，也無法幫助弟弟踩好底線並捍衛自己，其唯一的效果就是截斷溝通，兄弟間完全無法增進了解來改善關係。這種只處理水面上冰山的恐嚇教育只會造成兄弟隔閡，讓他們看到彼此就更有氣。

反之獎勵也可能搔不到癢處。如學者艾菲．柯恩（Alfie Kohn）所言，獎勵與懲罰並不是兩個極端，它們是同一枚硬幣的兩面，且兩者可謂系出同門，都是在操控人。不少研究都已經指出獎勵會削弱我們想做一件事情的內在動機（我們做某件事變成是為了在我們眼前晃啊晃的胡蘿蔔，而不是因為內在的興趣或喜悅），會讓孩子半途而廢，會壓抑創意跟冒險的精神。譬如我們就反覆在睡眠諮商中遇到家長跟我們說他們「什麼都試過了」，但還是沒辦法讓幼稚園的孩子整晚好好待在床上，這包括有人弄了一個每週結算的榮譽榜，只要集滿乖寶寶貼紙就可以兑換獎品。可想而知，大部分的三歲小孩都會因此配合一兩晚——甚至撐上一個禮拜只為了去玩具店爆買，但這種效應只會遞減，然後一轉頭，床上的孩子又開始不安於室。更糟糕的是，這種獎勵傳遞給孩子的深層訊息是：睡覺是壞蛋，睡覺就像是擋在他們與蛋糕之前的花椰菜（但當然我們都知道花椰菜超好吃，睡覺更是奢侈）。我們會在無意間誤導了孩子，會用不必要的獎勵蒙蔽了很多東西原本的美好。

所以呢？怎麼做才對呢？答案是我們應該在處理棘手局面時使用ALP三步驟。不加干預的因果是為人父母者的好朋友。比方說你已經再三耳提面命，但你家的青少年還是做不到在說好的時間關手機，那你可能就要主動出擊，在就寢時間前保管手機一會兒（或設定手機內的家長控制功能、關閉家中的網路連線等，這些都是我們聽家長說他們用過的創意）。我們這麼做，並不是要跟孩子過不去——而是因為他或她已經用行為證明他們是軟弱的，他們就是需要人支持才能在行為上遵守安全與健康界線。有一點需要澄清的是，不使用懲罰與獎勵不等於你是個被動不管事的家長。你不會推卸教導、指引、維繫合理行為邊界的責任，但這並不妨礙你在與孩子互動時秉持他們天性善良、同理、有創意、有能力探索世界的觀點。他們總會做些什麼你不喜歡或是違反規定的事情，但那只是在跟你說他們有事需要你幫忙，或是需要你站在他們那一方。你對他們期許高，他們對自己的期許也低不了。

你已經靠調整頻率步驟達成了同理，也用設定邊界步驟告知了規定或現實。接下來你該做的，就是協助你的青少年孩子去思考前路——一條他們可以用可接受的辦法去化解困境的出路。解決問題的步驟是為了讓你有機會與青少年孩子聯手找到替代方案。步驟P代表的是希望、創意與合作。這麼做偶爾也會很好玩，很讓人雀躍。你會獲得一個機會去打破思想的框架，看有沒有什麼辦法能讓你家的青少年一方面不用覺得委屈，想做的事情都能做，一方面又不需要違反校規或家裡的約法三章。

步驟P裡有一個很大的地雷區，那就是我們會一不小心就開始對青少年下指導棋，因為他們記得孩子小時候他們就是這樣做，而且效果真的不錯。跟青少年一起解決問題的一個很大的重點，就在於最終你要讓孩子們覺得他們也是決策的參與者，甚至終究他們得完全靠自己解決問題，還有就是你要讓他們覺得有選擇。這並不表示我們沒有要守住的底線，而是說要是你的青少年不對事情的結果有一份參與感，不覺得這麼做也是他們的決定，那你不論多好的點子都很難被接受，甚至於他們會拒絕跟你溝通。

青少年想要一天天獨立的衝動，會在步驟P中充分展現出來。想要在解決問題之餘又不影響到家人的感情與慢慢讓孩子獨立的進程，一切就要看你能不能看出他們真正想要的是什麼，動機是什麼，還有你能不能帶著開放的心胸聆聽他們。你的青少年孩子是創意的寶庫，而讓他們好好秀一下——就是現在。

情境一：你家的青少年違反了門禁。	
調整頻率	我聽說你昨天回到家已經十二點半了。怎麼了嗎？
設定邊界	我知道你知道，但非暑假期間的門禁是沒得通融的。等暑假到了我們可以再討論放寬。門禁的用意是確保你不會深夜還在外頭，保護你的安全也保障你的睡眠。
解決問題	如果由我或媽媽傳密碼給你，好讓你有藉口跟朋友說你有事得先走，你意下如何？你不用讓他們知道傳訊息給你的是你無聊的老爸跟老媽（除非你要拿我們當擋箭牌！）我媽早年還真的替我做過這種事，但她用的是家用電話，你不信我也沒辦法。只要你今後好好遵守門禁，我們可以隨時喊停這種做法。還是說你另外有更好的想法。
情境二：你家的青少年在你再三要她掛電話後還是講個不停。	
調整頻率	嘿，我知道人有時候一聊就會欲罷不能，其實我有時候跟些叔叔阿姨也會這樣。
設定邊界	該一起來準備晚餐了。妳知道吃完飯之前要把手機收到哪兒。
解決問題	妳的選擇——我們一邊做晚餐，一邊應該聽音樂、新聞，還是某個 podcast 節目？
情境三：你說了要關機，但你家的十二歲小孩還在繼續打電玩。	
調整頻率	你真的沒辦法說停就停，是不？你打到第幾關了？喔，酷喔。
設定邊界	該收一收了喔，我們要去幫你姊姊的比賽加油。

解決問題	我知道你不希望我大聲叫你關機，因為那會透過麥克風被你的朋友聽到，所以此後我會把話寫在便條上，然後再拿著讓你看到。但要是這一招也不行，我就會逕行去把主機關掉——我是很不想這麼做啦！
情境四：你家的青少年還醒著，但就寢時間已過。	
調整頻率	我知道你說你不需要睡那麼多。但我也看到你偶爾有點掙扎，狀態不是太好。
設定邊界	我們家開會通過的就寢時間仍舊有效，因為你也知道睡好是把任何一件事做好的基礎。
解決問題（年幼青少年）	把手邊事情完成，我十分鐘後再回來關燈，跟你道晚安。
解決問題（年長青少年）	我看你昨晚一直沒睡，明明就寢時間都過很久了。我在想你那個有點誇張的行程表上能不能抽掉些什麼？你覺得呢？有我能幫忙的地方請你告訴我。
情境五：你早上得叫女兒十次她才起得來。	
調整頻率	早起很痛苦吧？我看得出妳還沒睡飽，我知道那種感覺。
現實步驟	要一直叫妳起床，對我的時間也是一種壓力，畢竟我也要準備上班。我得把這工作託付給妳自己。我已經加入了「延後上課」委員會，但在那之前，該遵守的時間就要遵守。這麼早上課妳討厭，我也不喜歡，但在學校有所行動前我們只能自立自強。

解決問題	妳去挑一個CP值可以的不發光鬧鐘，然後跟我報帳。妹妹也要一個。這樣妳們就不需要用手機當鬧鐘了。我知道有一款是日出主題的，還滿酷的。
情境六：你家青少年過了規定的時間，還沒有把手機拿到臥室外充電。	
調整頻率	不怪你，你六點才練完球回家，還有一堆功課要寫，根本沒有時間跟朋友聊。
設定邊界	九點了。還記得我們說好時間到了就要把手機拿出房間嗎？手機在房間裡會影響你睡覺。
解決問題	我們上次談到這件事，你提到要在九點前的十五分鐘設個鬧鐘來提醒自己。你現在還覺得這是個好主意嗎？還是說以我們全家為單位，所有人都設一個同時間的鬧鐘來讓手機退場，順便集合吃點宵夜，或小聊道個晚安？這就像營隊裡會吹的安息號，我們可以藉此獲得一種團隊生活的感覺。你覺得呢？
情境七：夜深了，但你家的年輕青少年還在打電腦。	
調整頻率	你真的很忙耶——該做跟想做的事情都好多——我懂。想關機真的要下點決心。
設定邊界	時間不早了，你要讓眼睛跟腦袋瓜都先休息一下，不然等一下你睡不著。把你的電腦拿到我書房，那兒才是它過夜的地方。
解決問題	我們明天詳談一下吧，但就目前看來，你要是能一回家就馬上開始做功課，應該會有幫助，而且功課早點做完，就不會排擠到你晚一點想要休閒的時間。我們一起來想想怎樣的晚間作息比較適合你。

情境八：你想問家裡的青少年問題，結果他莫名其妙吼了你。	
調整頻率	暫停。哇嗚，你心情不好嗎？你平靜一下再跟我說說好嗎？
設定邊界	被用那種口氣說話真的感覺很不好。我感覺很不ＯＫ。
解決問題	想聊的時候跟我說一聲。我很樂於聽聽真實的情形。

前面兩次登場過的爸爸與資優生女兒繼續了關於日常行程的對話，已經完成步驟A跟步驟L的爸爸這次補上了步驟P，也就是解決問題：

女兒：事情有夠多，你不懂啦！

爸爸（調整頻率）：（點頭）原來如此。妳真是忙耶。

女兒：我已經盡力了，但要我早睡實在不可能，辦不到就是辦不到。

爸爸：感覺妳一整天都沒有空檔，行程排滿滿。

女兒：是啊，練球要兩小時，學生會要開會，時間到了還得跟食物銀行去發東西，要去當五年級小朋友的家教，另外我又接了吹判籃球賽的工作……

爸爸：妳課外的活動真夠多——但作業也一樣都不能少交。

女兒：我真的太多事了。一開始每一樣都好像只是小事，但通通加起來就一點都不小了。

爸爸：是啊，分開來看好像還行，但一合體就變成另外一回事情……

女兒：是啊。

爸爸（設定邊界）：我知道妳知道，但有時候我們一不小心就會忘記一件事，那就是事情不是愈多愈好，把事情做好、做得開心才重要。妳不用想說要十項全能。

女兒：是啊。

爸爸：（解決問題）我就是想到跟妳提一下。在妳做的所有事情裡，妳最喜歡的是哪一樣？

女兒：我好像有點喜歡當籃球裁判，好笑吧。比起家教我更期待吹判比賽。

爸爸：所以我在想妳可以稍微讓當裁判的事情優先一點，家教可以暫緩。至少我是這麼想的啦？

女兒：這樣聽起來好像有好一點耶，其實。

解決問題第一招：笨蛋家長

這裡的重點是你要忍住不去發表你的高見，因為你的青少年孩子絕不會奇蹟似地來上一句：「嘿，老媽，妳這個主意實在太棒了，我決定就這麼辦！」現實是她多半既不想要也不需要妳插手。所以聰明的話，妳就應該眉頭一皺，用蹩腳的演技抓抓頭，然後說點像是「嗯，我想想喔……我一時間沒什麼靈感耶……」或「我不確定怎麼樣才是比較好的做法……」或「我現在完全沒概念，妳怎麼看？」

用打網球來比喻的話，就是要盡量保持球在青少年的那一側。他們要能在解決之道上有源源不絕的創意，前提是：（一）沒有人在叫他們該怎麼做；（二）他們覺得你對他們的能力與創意有信心；（三）因為比你更知道自己需要什麼而獲得成就感。扮演笨蛋家長不是要你拋棄底線與家規（步驟L還是要做），而是要你當個想辦法推動劇情的導演。

笨蛋家長這招的妙處，就在於你要騰出發揮的空間給青少年與生俱來的獨立願望，讓他或她做成屬於自己的決定。

笨蛋家長的話術範例

親愛的，只是怕你沒注意到，已經快十一點了喔（十一點是全家說好的共通就寢時間）。

爸，我剛寫完功課，但我還要沖澡，洗碗機裡的碗盤我也還沒拿出來。

（調整頻率）功課寫完鬆了一口氣吧。還有澡要洗跟家事要做喔？

（設定邊界）不過，規定就是規定。

（解決問題——笨蛋家長）嗯，我也沒什麼好的建議，不過反正你行的。

隔天早上：

早啊！嘿，我看洗碗機的碗盤都拿出來了，還有（化身靈犬萊西）你聞起來一點也不臭。

你怎麼辦到的？

我昨晚洗戰鬥澡，只用了三分鐘。然後我把鬧鐘撥早了三分鐘，一早起來收好了洗碗機裡的碗盤。

原來如此，厲害喔。要是我能手腳也這麼俐落就好了！

解決問題第二招：交給你囉

要比提出想法跟解決問題，青少年一點也不輸大人。帶著答案衝到現場是很誘人的選項，但對孩子的教育完全不是好事。跟前一招笨蛋家長有異曲同工之妙，解決問題這一步的精髓在於讓孩子感覺到我們對他們的信心。譬如說：

你一定可以把這事搞定。

這事肯定難不倒你。

你有想法了嗎？

這有點難度。想找人腦力激盪再跟我說。

解決問題第三招：善用幽默感

只要時機抓得對，那幽默感就可以像電視轉台一樣幫你改變氣氛，讓現場從敵意跟僵局變成一種有點開心，一種「我們不會有事的」的環境。家長跟孩子都會因為你用荒謬或傻氣的事情讓他們吃了一驚而鬆一口氣。

想設法在解決問題步驟中注入幽默，也需要點創意，並且並不是所有場面都適合你這麼做。同時要注意模仿或取笑你的孩子是大忌。這裡我們提供一些點子。海勒的女兒指出時不時連「老爸笑話」都行得通。

OK，我要把含我在內所有人的手機都放到微波爐裡，並貼上亮色的封條。早上六點前不准拆封！

除非有人想到辦法，不然我要開始無限期倒立！

我的天啊，剛烘好的乾淨衣服真是又暖又舒服。讓我放在這裡（孩子身上），不然我沒法兒摺。

要不這麼辦吧，我們全家搬到沙漠孤島上，這樣工作、念書、簡訊、電郵等族繁不及備載的東西就都沒人需要擔心了！

往往你會發現幽默是鑰匙，門後才能看見真正的問題。我們都會因為幽默卸下心防，並把事情看得更加清楚，而這兩點都有助於我們在困境的應對上發揮創意。

解決問題第四招：家長「冷靜」時間

在我們合著的《跟我這麼說》這本兒童版ALP指南裡，我們提到有所謂的「冷靜」時間。我們認為不同於暫停時間，冷靜時間才真正能幫助遇到困難的孩子，而不會只是孤立他們跟懲罰他們。我們也推薦家長使用冷靜時間，因為這種策略在年齡大一點的孩子或青少年身上也行得通，尤其是在情緒愈來愈升溫跟火爆的爭吵或對話中有顯著的效果。說「我感覺有一點不能接受（不能接受也可以換成被激怒、動氣、卡住，看你高興）。我要去冷靜一下，二十分鐘後回來。」一話說完你便慢慢朝另外的房間走去，而且最好是有門可以關上（注意是關上，不是甩上）的房間。利用這段時間去深呼吸，專注在任何你選擇的事上。不要為難自己，對自己也要有同理心——把調整頻率步驟用在自己身上來理解自己，接受自己。

二十分鐘後再回去找孩子，查看他的狀況，對他跟你一併重複調整頻率步驟，暫時不提界線跟理由（反正這些東西孩子也不是不清楚），觀察你能不能走出稍早的僵局。你很可能會發現颱風眼已經在剛剛的二十分鐘裡走遠：高強度的情緒可以在短短九十秒內減弱成輕度颱風或熱帶低氣壓。這麼一來，你跟孩子就能用更多的體貼與善意去共同研擬解決之道。事實上不少家長都會在實務上發現用不到二十分鐘，孩子就會主動過來破冰和解了。氣氛一轉換，孩子的眼裡就會有你，你說的話他們也會（出於對你的同理）而比較聽得進去。重點是你發動冷靜時間的那句話不可以是在氣頭上的一句「我受不了跟你靠這麼近」或類似的氣話。你想達到的目的不是批判對方或懲罰對方；你只是想「轉換情緒」，你是在示範給孩子看：人要先能專心跟冷靜，溝通才能展現效率。

重返現場進行「修理」

在實施上述步驟的過程中，不要對自己太過嚴苛。將之想成一次探索，一趟旅程，想成是你在攀爬巔峰。我們不見得能成功攻頂，但光是爬的過程跟以同理心出發的所有言行（沒錯，調整頻率是最容易被忽略的環節），就已經可以讓我們滿載而歸。

沒有人可以做什麼都一百分。永遠不失誤的那叫做機器人，而機器人幫不了你的孩子。偶爾你可能會忘記從同理心出發，可能會動怒大吼，可能會跟孩子吵起來，也可能會氣餒放棄，但危機就是轉機，你用這些失誤換來的是名為「修理」機會，意思是你可以在當天稍晚或隔天繞回那個難倒你的瞬間，跟你家的青少年重新聊過。利用這個機會，你可以為了大吼或放棄道歉，可以把你後悔沒做的調整頻率與同理流程重跑一遍。你可以要求重來，或表示下次不敢了。為了替日後的難關做好準備，你可以預先發免死金牌給孩子，讓他們改天可以放心對你說：「嘿，媽，你上次不是說你會先從我的角度來看事情，不會一開始就生氣嗎？」你還可以冷靜地請孩子也要禮尚往來地體諒你，讓他們明白你也是人，也會偶爾爆炸。

有個了不起的母親跟我們分享過一件事。她有次跟剛稱得上是青少年的孩子吵了起來，吵著吵著她突然表示：「你知道嗎？我討厭我們現在對話的氣氛，我討厭我講話聲音愈來愈大。我明明很愛你也尊重你。我們可以重新來過嗎？」事實上她不是只有那一次這麼說，而女兒也每一次都會在她示弱後說好，冷靜下來，然後母女倆就會從頭開始好好溝通。甚至於在看了媽媽示範過幾次後，做女兒的也會主動在雙方溝通熔斷時拖上來說：「媽，我們重來好嗎？」當然這位母親只可能回抱女兒說好。這故事讓我們深受啟發。

讓孩子看到我們當然不會沒有的軟弱一面，我們便能讓孩子也接受自己的不完美。犯錯很正常，犯錯可以讓我們進步。我們可以藉此讓孩子知道人生的道路總有崎嶇，總會在我們身上留下烏青，而討論錯誤也是一種學習。十有八九，相互聆聽都能讓雙方消氣，而放鬆下來的環境將提高雙方找出解決之道的機率。把一開始的失敗轉化為加深親子連結的契機，你也等於用身教示範了如何在人際關係的難點上做出因應。你願意承認自己錯了，代表孩子日後也可以放心承認自己錯了。你收穫了孩子的信任跟他們在你面前的安全感，展現脆弱在這個家中將不再困難。

第九章

睡眠大挑戰

在我們各奔東西，你朝著床鋪而去之前，請牢記一件事：一夜好眠是能為白天施加魔力的仙丹妙藥。

還有就是我們固然非常認真看待睡眠，畢竟睡眠是我們熱愛的研究主題，但我們也是凡人。我們不是不知道大談特談人該怎麼睡，會讓這一切感覺很像作業——一大張待辦事項，而且當中大都是要我們當個聖人，不准這不准那（科技、咖啡因、熬夜等人生至樂都被打上叉叉）。也確實，我們不時就會看到案主在諮商中露出一臉無神，尤其如果發現我們反對在床上看電視，他們的表情更是說明了一切。那一張張悶到不行的臉就像在對我們說，「喔，拜託，我們就這麼一點點樂趣了，這我不行！」

但其實你可以的。不過短短十或二十年前——一兩個十年在人類歷史上連一瞬都談不上——世上完全沒有人在房間裡看串流或 YouTube 影片，也完全沒有人在大半夜刷什麼臉書或

ＩＧ，幾十億人也都活得好好的。所以沒有網路我們活不下去完全就是（科技公司希望我們深信不疑的）謊話一句。睡眠是比網路早幾百萬年的老前輩，它既不了解也不在乎現代世界提供的挑逗或消遣。自然既不會也不該遷就網飛——網飛才應該要避免成為睡眠的負累。為了改善睡眠，我們必須加強睡眠習慣與自然世界的同步性。

採取各步驟去保護你的睡眠，特別是管理科技、創造助眠的「洞穴」環境、建立規律的作息、提倡健康的高中課表。這些是你做得到的事情，而且你採取的每一項行動，都能讓自身的睡眠長度增加十五到三十分鐘，而多出的這些睡眠就能發揮寶貴的作用。不過分地說每天多睡三十分鐘，假以時日，青少年的人生就能踏上不同的軌道。

我們很容易不把睡眠當回事，因為我們從未有意識地去體驗它。要是有這麼做，我們就會看到由記憶形成、情緒平衡、肌肉強化、激素分泌等過程合奏出的宏偉交響樂在我們的眼前上演。如果人類能看見睡眠所做的一切，我們相信就不會有人苛扣自己的睡眠，吃睡眠的豆腐。相反地我們肯定會知道睡眠的可貴，知道睡眠就好像一場跨越的魔法秀。這一點提醒了我們倡議全社會一起來保護青少年的睡眠，我們懷抱的是怎樣一種大格局——我們在保護其睡眠的同時，也保護了青少年的身心健康。我們在意的不只是孩子的睡眠，我們在意的還包括每個家庭與社區的快樂、安全與福祉。

睡眠大挑戰：你的組織工具

身為研究者，我們自然對睡眠所知甚深，但我們有所不知的是每個個體的生活細節。你的高中是幾點開始上課？你通學要花多少時間？你的移動方式是搭乘校車、公車，還是走路、騎腳踏車或家裡有車？你放學回家、寫功課，打工或課後活動要花多久時間？對你而言重要的是什麼？成績、身材、家人、好心情跟活力？這裡有一套睡眠挑戰工具組可以幫助你。你可以藉此個人化你學到的所有睡眠知識，寫下你的個人資訊，然後創造出專屬你的作息、時序與目標來成為你的改變動機。與案主合作的經驗告訴我們成功的關鍵有兩個，一個是夠詳細的計畫，另一個則是動機的視覺化。

先讀過第六章是一定要的。只有先讀過第六章，你才能理解五個睡眠好習慣的深層機制，也才會知曉原始睡眠與睡眠泡泡的概念。本章的睡眠挑戰只純粹聚焦在幫助你把所學灌注在你獨特的計畫內。你可以選擇一個人進行睡眠挑戰的各個步驟，也可以選擇跟朋友一起、跟家人和班上同學一起，或是跟你所屬的球隊一起。團體作戰是個好主意，因為這代表你有人可以腦力激盪，有人可以相互排解疑難跟檢查監督。但不論你是跟親友一起或單兵作戰，都請謹記這等同你對睡眠做下了承諾，由此你一定要把睡眠放在第一位，萬不可亂了套而讓睡眠的排位變成吊車尾。你的心態要從有空才睡變成睡眠先決。

在我們的「快樂睡眠者」官網上（thehappysleeper.com）有更多工具或大招等著你去挖掘，睡眠挑戰也有可列印的版本供大家下載。

步驟一：事前布局

你首先要做的，是回答下列的問題來錨定你睡眠質／量的基準線。你將指認出是什麼讓你睡不好，你會攤開你之所以想改善睡眠的原因（就是動機啦！）。這是為了確定你的起跑線在哪裡。不用把這些問題想得太複雜。放心大膽地去回答，不用擔心什麼，也不用把睡眠問題上綱成道德問題。

測量你睡了多少及你有多想睡

參考你睡著跟醒來的時刻，寫下你每週的睡眠量。睡著的時間點寫推測值就好，畢竟多數人不會確切知道自己是在幾點幾分睡著。如果你的睡眠起訖有平日與週末的差異，也將之標註出來。

多數平日晚上我從＿＿＿＿＿睡到＿＿＿＿＿，總共＿＿＿＿＿小時。

週六晚間我從＿＿＿＿睡到＿＿＿＿，總共＿＿＿＿小時。
週日晚間我從＿＿＿＿睡到＿＿＿＿，總共＿＿＿＿小時。

複習一下，人在不同階段需要的睡眠時數如下：

幼兒（二到六歲）：十二到十三小時
兒童（七到十一歲）：十到十二小時
青少年（十二到十八歲）：九到十小時（八到八點五小時算夠；九到十小時才是理想）
成年人：七到九小時

接下來，如果你的睡眠時長低於建議的區間，或如果你平日晚上與週末晚上的睡眠時長相差超過一小時，也記得標註。

我需要每晚多睡＿＿＿＿小時
我週末或放假會多睡＿＿＿＿小時
（週末比週間晚上多睡一到兩小時，代表平日累積有睡眠債，而這會造成社會性時差。）

下方的陳述你同意哪些？

- ____ 我上學日要醒來跟起床都很掙扎。
- ____ 我只要一躺下，或在課堂上坐下，還是搭校車或坐車時，都有辦法睡著。
- ____ 我上課很難專心，心思很容易亂飄。
- ____ 在校我一趴在桌上，就有可能睡著。
- ____ 我無法在希望的時間內寫完功課。
- ____ 我在校覺得很無聊，很容易恍神。
- ____ 我會一放學回到家就睡著。
- ____ 準時就寢讓我很難入眠。

雖然這不屬於臨床的評估工具，但只要你符合以上一部分的狀況，那就代表你很可能睡得不夠。綜合觀察你每晚睡眠的時數跟上述睡眠不足的跡象，你就能判斷出自己是否需要每晚排入更多的睡眠量。

理想狀況下，我每晚應該要睡到 ________ 小時。

平日我的作息行程應該要是：

就寢時間＿＿＿＿＿

起床時間＿＿＿＿＿

週末或放假日，我的作息形成應該要是：

就寢時間＿＿＿＿＿

起床時間＿＿＿＿＿

（目標是把週末和週間的睡眠落差控制在一兩個小時內）

搞懂失眠的完美風暴，免得被掃到颱風尾

為什麼想達到理想的睡眠那麼困難？我們身處的現代讓睡眠危機四伏。睡眠的重要性排名往往是吊車尾，一整天的所有事情都做完了才會輪到睡覺。確認下面哪些因子影響你的睡眠：

智慧型手機與不知道怎麼跟朋友說明天見

下不了決心把電玩或線上內容關掉

- 行程過滿
- 噪音或光害
- 課業負擔過重
- 工作職責
- 壓力或焦慮
- 對於安全或未來的擔心
- 難以放鬆或入眠（常見的原因是家中的照明、螢幕的使用、社會性時差）
- 學校的第一節課時間過早
- 長途通學與交通問題
- 低估睡眠的價值
- 你還想得到什麼理由？________

關於科技為什麼是我們的頭號「睡眠小偷」，見第四章。把這些問題拿去問你的家人或朋友，讓他們領著你去討論科技是何德何能會影響我們，科技對我們的睡眠究竟有多大的控制力。

挑戰迷思

從下方圈出你在身邊看過或你本身也有的迷思。選出那些你認為可能影響到你的迷思，並把它們改寫成更有建設性且更睡眠優先的觀點（這是一種認知行為治療的練習——且常被認為具有最高等級的證據基礎效力）。比方說，「我只要熬夜抱佛腳，就可以考得比較好」可以變成「按部就班地學習並把覺睡飽，代表我能記得住讀過的東西，這樣我才能真正考好」。

睡眠可以之後再補。我先把這回撐過去再說。

________________。

我不用睡得跟別人一樣多（這是很常見的迷思，但其實真正所謂睡眠需求小的人是少數中的少數）。

________________。

我只要熬夜抱佛腳就可以考得比較好。

________________。

我只有進入第一志願的大學才會開心。

為了申請大學，我一定要修一大堆先修科目，參加一大堆課外活動。

我必須試著當個什麼都很強的人。

我必須隨時隨地知道世界上發生了什麼事。

我必須隨時隨地知道我朋友們在幹嘛。

我必須秒回所有的訊息跟通知。

____。

睡前儀式是嬰兒或小小孩的玩意兒。

____。

確認你的「為什麼」

至此你已經心知肚明睡眠的萬千好處，但如果你能再追加知道自身有什麼好處想透過睡眠達成，那就更棒了。好好去把這個問題弄出張大清單，並從中找出你個人有什麼原因想把日子過得更好。這原因可以跟健康有關係，也可以跟外界可能覺得膚淺的事情有關係（海勒的老公說他一旦睡好美容覺，居家用Zoom開會時都不用開美肌）。這些原因只要你在意就好——具體是什麼原因都無妨——只要你在意，它們就能擔綱你改變的動機。一旦你腦中出現「我再刷一下ＩＧ就好，很快」的念頭，這張表就是你最好的朋友，你會聽到上面的動機化身你的教練在大吼：「把那支混帳手機給我放下，你四百公尺短跑的成績還想不想進步！」進行睡眠挑戰前絕不能跳過這個步驟！想要挑戰睡眠成功，你得想著的不是你的伴侶或爸媽要什麼，覺得什麼重要，你得想著的是你想要什麼，你覺得什麼重要。只有覺得這麼做跟你想要的東西息息相關，你才有可能想要堅持下去。

選出你想靠睡眠加入到生活中的好處，還有與之相對應，起源於睡眠不足而你想與之說掰掰的壞處。從下表中選出起碼兩組。

睡飽的好處有	**睡不飽的壞處有**
樂觀正向的情緒與展望	心情低落且悲觀
專注力強	專注力差、無法專心
活力十足	欲振乏力、昏昏欲睡
外表神采飛揚	看來疲憊不堪、黑眼圈
高超的體能跟運動能力	體能與運動能力低下
耐性變強、自控也變強	脾氣暴躁
體重正常	變胖
免疫系統功能改善	免疫力低下
整體健康良好	慢性健康問題

人際關係進步	人際關係衝突
憂鬱、焦慮舒緩	憂鬱、焦慮惡化

步驟二：釐清你的目標

你確切想要改變或提升你睡眠中的什麼？把你從步驟一蒐集到的資訊集合在這裡。這些目標不用多麼崇高，你可以只是單純想每晚多睡半小時，改善你的作息，或是創造生活與科技的邊界——這些目標都是相互交織的。你的目標不用跟父母手足朋友或任何人一樣。用你自己的話把目標說出來。我們都比較喜歡做得到的目標。我們要的不是追求完美，我們要的是每天能過得舒服開心一點。

譬如說：

我想要上課日每晚多睡三十分鐘。

我會每晚把手機放到別的房間裡再睡，免得打擾到我。

我會在週末早上八點半起床，藉此不讓我的社會性時差擴大。

我的目標是更快入睡。

我的目標是減壓並在上課日晚上多睡一小時。

步驟三：調整你的五種睡眠習慣

不論你具體有什麼目標，這五個習慣都能幫你一把。好消息是這些習慣可以合體成一顆睡眠泡泡。但這也表示由於它們是五合一的存在，你不能有哪一項習慣偏廢，否則泡泡就會消氣，甚至破滅。比方說你要是設定了就寢時間，但做不到把手機在睡前一小時收走，做不到週末賴床別賴太晚，也做不到放學回到家不要倒頭就睡，那你屬於好習慣的部分就會遭到拖累。這五種好習慣必須相互扶持，所以五項全能於你是一定要的。很抱歉，我們也很希望你可以五選三什麼的，但大自然發給我們的精密生物睡眠系統備忘錄上就不是這麼寫的！當然這也不代表你得把每一項稱得上黃金標準的資訊都在那兒吹毛求疵，但要是你沒睡飽或覺得自己不在最佳狀態，那你就要知道那是身體在叫你要朝黃金標準更貼近一些。

快樂睡眠者的五種好習慣：

1. **S**et：**設定**睡眠時間
2. **L**ay out：**部署**三種作息
3. **E**xtract：**揪出**睡眠小偷，把有害的睡眠聯想替換成有益的
4. **E**liminate：**消滅**光線，讓你的臥室化身為史前洞穴
5. **P**ractice：**力行**有利於晚間入睡的日常

習慣一：設定睡眠時間

參考本書前面介紹過的資訊，寫下你新的就寢與起床時間。為了讓你固定的就寢時間有一段不可少的「序曲」，記得要在睡前六十分鐘開始放鬆。放鬆很簡單；唯一必做的只有收起特定的裝置、關掉屋內的亮光、創造平靜的主觀感受。你的就寢作息可以啟動在睡前的十五到三十分鐘。

我的睡眠時間

平日	週末
放鬆＿＿＿	放鬆＿＿＿
就寢作息＿＿＿	就寢作息＿＿＿
入睡＿＿＿	入睡＿＿＿
起床時間＿＿＿	起床時間＿＿＿

與其一頭栽進新的就寢時間，你比較好的做法是每晚增加十五到三十分鐘的睡眠時間，直到最終達到理想的睡眠長度。盡力別讓週末與週間的就寢與起床時間差到一小時以上。從下方的例子了解到年幼的青少年可以慢慢經由調整而睡到飽，而年長青少年的務實目標則是在學期中的平日睡到夠。

實例：

- 一名十點半上床而六點半起床的十二歲少女每晚睡八小時，等於（對比最佳的睡眠量）

每晚錯失一到兩小時的睡眠。她的目標每晚多睡一小時。第一週她將就寢時間提前了三十分鐘到十點——3C在九點全面清場——並把早上的鬧鐘撥晚十五分鐘，主要是她只需要七點半出門即可。第二週她把就寢時間移至晚上九點四十五分，變成從九點四十五睡到早上六點四十五，每晚睡九個小時。

- 一名凌晨一點上床而早上七點起床的十七歲青少年每晚睡六小時，等於（對比堪用的睡眠量）每晚錯失至少兩小時的睡眠。他初步的目標是睡到足夠的量，而具體做法是每週提前就寢時間半小時，直到就寢時間回歸晚上十一點。他將同時保持週末的起床時間在八點半以避免社會性時差惡化。

習慣二：部署三種作息

寫下你新的放鬆、就寢與晨間作息。必要時翻回前面去復習並擷取靈感。別忘了要同時納入實用性的步驟（如洗臉跟整理書包）跟娛樂性的步驟（如追一集電視劇、讀讀圖像小說、聽聽podcast）。

放鬆作息：＿＿＿＿＿＿

就寢作息：＿＿＿＿＿＿

晨間作息：＿＿＿＿＿＿

習慣三：揪出睡眠小偷

參考無助於就寢的不良睡眠連結清單來一一加以排除。簡單講你睡前還在做或做到睡著的一切都算得上是不良睡眠連結。某些良性的睡眠連結會水到渠成（如黑暗或涼爽的床單），有些則需要你稍微主動去添加（如刺激性較低的睡前消遣）。

勾選出你鎖定要剷除的不良睡眠連結：

不良睡眠連結（睡前還在做或做到睡著的每件事）

- □用手機、平板、電腦與外界互動
- □簡訊、電郵、電玩、社群媒體、語音通話
- □看電視看到睡著
- □新聞、通知、會帶給人壓力的話題
- □在沙發上或其他床以外的地方睡著
- □開著燈睡著
- □＿＿＿＿＿＿

- □ ＿＿＿＿＿＿＿＿
- □ ＿＿＿＿＿＿＿＿

勾選你鎖定要採用的良性睡眠連結：

能促進睡眠的良性連結（陪著我睡著的環境或條件）

- □ 毯子、枕頭的觸感與身體的姿勢
- □ 安靜的暗室
- □ 內心的空間、自身的思緒與想像
- □ 對身體的信任與放手
- □ 簡單的冥想或促進放鬆的呼吸法（詳見附錄）
- □ 把有聲書或 podcast 開著
- □ ＿＿＿＿＿＿＿＿
- □ ＿＿＿＿＿＿＿＿
- □ ＿＿＿＿＿＿＿＿

習慣四：將你的臥室「洞穴化」

用下方提供的清單來創造一個黑暗、涼爽、靜謐的洞穴環境。目標是設計出一個吸引人、適合睡眠，讓你會期待要窩進去的臥室狀態。

必做：

這些簡單的調整是讓你能輕鬆入睡的基本動作，所以以盡快完成為宜（你會發現這當中有跟放鬆作息與就寢作息重疊的地方）。

- 睡前一到兩小時調暗家中的光線。
- 睡前一小時把手機、平板、電腦或其他可近距離使用的螢幕收起。
- 關上百葉窗或窗簾，最好能達到完全的黑暗。
- 睡前把你房內所有點綴或照明用的燈具熄掉。
- 睡前半小時把溫控調降到攝氏十八到二十度或夏天會覺得涼爽的溫度。
- 確認被子的舒適性。

可做：

參考以下或你自身的創意來升級你的涼爽黑洞。

- 選購低強度或睡眠友善的閱讀燈來作為睡前看書之用。
- 化身光線偵探：確保你臥室內沒有非規劃內的「漏網之光」。
- 在牆壁開關與檯燈開關上安裝調暗器。
- 訂購有遮光功能的百葉窗或窗簾。
- 設法讓你使用的浴廁在沖澡、刷牙等睡前活動中變暗。夜燈是一個不錯的選項。
- 規劃獨立的工作與休閒空間，平日沒事不要上床。
- 為你的睡床投資一套全新的床單與枕頭。讓你的床睡起來既特別又舒服到不行，想鑽進被窩就會更加成為一種不可抗拒的誘惑。
- 同理也請你去弄一套新睡衣或睡袍。穿得舒舒服服去睡也是值得做的努力。
- 每週洗一次床單。你可能想不到，但每週洗一次床單的人也是睡得比較多的人。多買一套床單替換，並養成定時換洗的習慣。
- 如果你喜歡在臥室裡裝ＬＥＤ燈條的話，也請盡量選擇暖色系的琥珀色、紅色跟黃色等暖色系，並在上床寫日記或閱讀前關掉。
- 如果你睡前對光線不是普通敏感，那就請在床頭檯燈上裝一顆模擬陽光且有助睡眠的特製燈泡。

- 如果你喜歡聽舒緩的音樂、有聲書或podcast，那就請你動動腦，用不需要讓床邊出現手機或平板的方式去聽，或至少在聽的時候設定手機為不會鈴響也不會震動的勿擾狀態。事實上你如果手邊有智慧音箱或老派的CD音響，都是不錯的選項。辦法是人想出來的！
- 如果你住在比較吵鬧的家中或社區裡，那耳塞、電扇或其他可以阻斷噪音的聲音機器都可以加以考慮。

習慣五：力行有利於晚間入睡的日常

複習一下前面提到過日間的好習慣可以如何用來保護晚間的睡眠品質。將那些好習慣一一寫成你要去改變與增加的行為。

1. 晨光

起床後馬上或盡早去外頭待上五到三十分鐘（視陽光的強弱而定）。這一點在週末也很要緊，因為這能幫助你維持內在生理時鐘與晝夜節律的同步。把你在哪裡曬太陽跟各種關於這個儀式的細節都記錄下來（吃早餐、繞街區跑一圈、帶狗狗去遛遛⋯⋯）。

2. 運動＿＿＿＿＿＿

規律而適量的運動是睡眠的加分項，但盡量不要在睡前這麼做。把你從事的運動項目與時間記錄下來，看有沒有時間太晚（且運動時照明太亮）的問題。

3. 助眠的食物

多攝取蔬果、豆類、堅果、種子與雜糧，同時纖維素不可少，糖分、精製碳水化合物與飽和脂肪則要有所節制。

- 我會開始多吃的食物＿＿＿＿＿＿
- 我會開始少吃的食物＿＿＿＿＿＿
- 咖啡因的截止時間＿＿＿＿＿＿

記錄下你最後攝取咖啡因跟能量飲料的時間。每個人會稍有不同，但中午十二點到下午兩點是多數人可以當作參考的區間。含有咖啡因的飲料包括咖啡、可樂、茶飲、提神能量飲料。別忘了電子菸往往內含尼古丁，而尼古丁也是一種興奮劑。

- 酒精＿＿＿＿＿＿

飲酒不可過量且睡前兩小時要做到滴酒不沾。

• 宵夜

想吃宵夜，請選量小好消化的東西。太辣太油太大分量的食物都是睡前的大忌。一碗麥片加牛奶是不錯的選擇。海勒為全家一起在睡前看電視時準備的點心盤上看得到核桃、餅乾、起司、水果（她父親在她小時候準備的宵夜，就是這些東西）。

4. 聰明的午睡

如果已經善用了五種好習慣但夜裡還是睡不飽的話（學校上課實在太早，功課實在太多），白天小睡一下也不失為一個好選項。如果你確定要這麼做，那不如就讓它變成作息的一部分，天天為之，而且最好是下午睡而不要天黑了才睡，長度則抓在二十到三十分鐘之間。

步驟四：睡眠挑戰

你的挑戰是要利用所學達成你在步驟二寫下的目標。想讓你的身體掌握新的作息與習性並促成睡眠的品質提升，往往需要一週以上的時間。所以說你要拿出決心跟耐心，才能成就你的小小睡眠革命，也才能讓你的大腦習得新的規律。我們的建議是三選一：七天、十四天、二十一天，選好後你就要在這段期間內徹底執行新習慣。你可以用下面表格來進行記錄，追蹤自己的進程。你也可以在 thehappysleeper.com 的網址處找到這個表格。

將步驟二的目標改寫於此：

備註	日程	就寢時間	起床時間	睡眠時數
	第一天			
	第二天			
	第三天			
	第四天			
	第五天			
	第六天			
	第七天			

備註	日程	就寢時間	起床時間	睡眠時數

這裡有一些建立挑戰的提案。大家可以儘管根據自身、所屬團體與你們家裡的特殊需求去進行修改：

- 青少年可以建立五天的挑戰，供自己跟一群朋友在週間進行。
- 球隊或劇團可以進行團體挑戰，並在他們在備戰大賽或排練演出時的過程中進行（還記得美國職籃的雷霸龍有多喜歡睡覺嗎？碧昂絲也是喔）。想說服隊友睡眠對運動的好處，可以翻回前面去複習。演員會因為彩排前或後的一夜好眠而把台詞記得更熟，球隊教練或劇團導演可以拿原本要買潮T的公基金去替球員或演員團購舒適的睡眠眼罩，並在上頭印上隊徽或團名，因為任何能啟發團隊精神的趣味手段都值得一試。

• 讓睡飽之後那妙不可言的感受成為養成好習慣最大的報酬，但此外給贏得挑戰的人一點輕鬆的小獎勵也並不為過。比方說，如果誰撐過了七天並達成了目標，他們就會被冠上「睡霸」的頭銜，然後可以一星期不用輪班洗碗。獎勵夠吸引人，下禮拜的睡霸就可能換人做做看。

如果你是跟一群朋友或隊友共同參與睡眠挑戰，那你們可以在通訊軟體上開一群組來相互回報睡眠時數或當日、當週的各種數據（但就是不要在放鬆作息時傳簡訊！），你們可以藉此相互監督，相互打氣。如果你是跟全家人一起進行挑戰，那請你保持輕鬆跟好奇的心境。家人登山各自努力，但你要去觀察每個人在追求更長睡眠時數時的表現，也留意他們在哪些新習慣上堅持了下來。對於有進步的家人，你可以去跟他們交流白天的感受有什麼不同，睡飽的各種好處又分別是什麼。讓每個人主動去暢所欲言他們所感受到睡飽跟感覺好之間的關聯，避免說什麼「你不覺得現在這樣很好嗎？」的話。如果有誰進步很慢或一籌莫展，天也不會塌下來，不用小題大作。我們的生活與體內的化學作用各不相同，進度自然也會不同。腦力激盪一些微調的辦法出來，讓睡眠的改革能更契合你的生活方式。別忘記要回到循序漸進腳踏實地去慢慢達成每一週調整目標的初衷，也要記住滴水穿石積沙成塔的道理，勿以善小而不為，逐步讓自己聽見大腦與身體發出的提點，自然而然地讓健康睡眠的長度獲得補全。

附錄

助眠冥想與放鬆工具就位，預備，開睡？

所以，你已經做到了放鬆，遵循了美好的就寢作息，也按照新設且規律的時點鑽進了涼爽暗室裡的被窩。幹得好，萬歲！但等等，你這不還是兩眼睜得大大地在那裡想東想西毫無睡意嗎？睡眠還是照樣在跟你玩捉迷藏。

有時候遇到這種狀況，是因為一段簡訊聊天、一場電玩或一篇社群媒體貼文讓你還陷在稍早的激動情緒裡。往往那些拾級而下的湧流思緒就是你「煩惱清單」上的一切，而你也不斷地要自己不去胡思亂想，直到終於你躺在了悄然無聲的黑暗裡，它們才又通通跑了出來。我們當中有些人會因為一想到自己可能又要失眠了而忍不住激動、憤怒，甚至害怕起來。隨著這些想法冒出頭來，焦慮也可能跟上，我們的想法就會趨向負面。我們會開始沒有了安全感，各種胡思亂想會開始在腦中亂竄。

佛教徒稱這是一種「心猿」，心猿意馬的心猿，意思是人處於一種靜不下來的躁動狀態。

以入睡為目標的冥想與放鬆工具，可以協助你關閉這些激發的思緒，讓你的大腦放手，也讓自然的睡眠可以接管一切。這些工具可以讓睡前的你不再繼續受外來的執念干擾。你可以藉它們之力澄澈心思，創造出一種更為平和跟開闊的感受。你可以將之想成是把心思換個頻道，讓你可以專注在身體與呼吸節奏上。這麼一來，你就能讓意識回到當下，不再一直去擔心改變不了的過去或還不知道會怎樣的未來。這些工具會誘發出你放鬆的一面，讓你的神經系統得以冷靜下來。冥想輔助睡眠是透過降低你的心率，舒緩你的血壓，提高褪黑激素與血清素這兩種助眠賀爾蒙的分泌。

這些都是為睡眠量身打造的工具（理想狀態下我們在白天冥想時會保持清醒）。不論你選擇哪一種使用，都將之想成是一種操持，別當它們是能立竿見影的特效藥。最好是可以由淺入深，先從每晚早睡哪怕只是三到五分鐘開始。對自己寬容一點，有耐心一點，因為這件事真的急不來。畢竟你今天換成是要練出六塊肌，也不可能一蹴可幾。

正念冥想

1. 在你涼爽而祥和的暗室床上躺下。（若有室友或關不了的燈光你可以戴上眼罩）。
2. 集中注意力與意識在呼吸上，吸氣的時候想著房間真涼，呼氣的時候想著被窩真暖。
3. 緩緩地開始拉長呼吸，但不要用力或緊繃起來。

4. 吸氣時慢慢從一數到八，閉氣數到四，然後呼氣時再從一數到八。你可以自己摸索數到幾比較好，八或四只是給你參考。這樣的呼吸循環反覆五次或直到睡著。
5. 一旦有念頭出現，便緩緩地將之驅離，你可以告訴自己關於那件事，明天你自會去處理。

身體掃描冥想

1. 在你涼爽而祥和的暗室床上躺下。
2. 閉上眼睛放慢呼吸，感受你身體的重量陷入床墊，感受你的身體在平坦舒適床單與鬆軟的枕頭上下沉。
3. 緩緩吸氣，然後在呼氣時放鬆身體的某部分。你可以先從頭頂或腳尖開始。之後每一輪的呼氣再換一個部分休息，往上或者往下都行，重點是要感受該部分的身體鬆手並往床面墜落。重力是你的好朋友，一邊鬆手一邊讓重力輕輕拉著你往下走。上行或下行到頭後你可以調轉方向繼續這麼做。
4. 要是來到格外緊繃的部位，比方說眼睛、下巴、脖子、肩膀、胸部或胃部，你可以在此稍事停留並重複第三步，直到你感覺僵硬處開始軟化跟鬆手。
5. 要是感覺心思在飄也無妨。冷靜地把焦點帶回原點就好。

導引冥想或想像

在導引冥想中，你要聽著某人的聲音帶你走過每一個步驟。這可以套用在上述兩種冥想（正念與身體掃描）上，也適用於導引想像、說故事與視覺化等操作上。事實上導引冥想的選項可以說極其多樣化（詳見我們的官網）。你可以多方嘗試不同的選項來摸索出最能幫你冷卻思緒跟讓身體沉入睡眠的那一樣。發揮創意，在不使用手機的前提下進行導引冥想——你可以求助於智慧音箱、只能放音樂的 iPod，或是從地下室挖出骨董級的 CD 音響。如果非用手機不可，至少將之調到勿擾狀態。

導引冥想之所以這麼受歡迎，是因為對某些人而言，它們提供了強大而即時的吸引力，讓我們可以立刻停止心猿意馬。我們有些案主就是從導引冥想或導引想像開始，然後慢慢進展到自我導引，主要是他們的大腦與身體會開始習慣性放鬆，睡前鬆手也會變得愈來愈容易。自我導引的好處在於你可以擺脫科技設備的桎梏，讓冥想的起訖完全聽命於你。

自我導引想像：你是天空

自我導引冥想令我們欣賞，也令許許多多青少年欣賞之處，就在於它令人稱頌的簡潔特性。它所奠基的隱喻出自佛門弟子佩瑪．丘卓（Pema Chödrön）筆下的一句話：

你是天空。其餘的一切——都只不過是天候。

每當我們的心靈糾結於一己的各種煩憂時，我們的注意力就會變窄，我們的視野就變得狹隘。我們會緊繃、收縮、侷限自己在負面情緒與焦慮之中。我們會苦不堪言，而睡眠更可想而知會變得強人所難。這時自我冥想就可以讓我們退開一步，重新擴大視野，開啟我們的心靈去遠眺那片廣大的天際，由此我們的思緒與感情都會變得像是過眼的浮雲或風雨，終有消散之時。我們就是那片天寬地闊，我們的壓力與胡思亂想就是那些雲朵。那些會引發焦慮的入侵思想會就此被稀釋了它們消耗一切的本質，它們將再無力量與漫無邊際的天空為敵。

早上上學時遠眺窗外的天空，放學走路回家的途中，或是夜深時正要入睡的當口，都是你進行這種冥想的好時候。

晴空冥想：在步行或坐在外面時看著天空，想像你就是那一整片蔚藍——你的人生，包括當中的每一個人，都是一個巨大、神奇，無邊無際的整體。然後再看看其中一朵雲或一片陰暗處，那都一一代表你內心的某種擔心、恐懼或困境。想像你的心碎、挫折或恐懼映照在天空背景上，它們存在那裡，但它們不是你。

夜空冥想：舒服地躺在床上。閉上眼睛放慢呼吸。想像你周遭的美麗藍天，有多遠想多遠。然後對自己說：「我是天空。」當外來的負面思想與感情入侵到你的心靈，你就想著它們是雲，然後看著它們飄過，前一會兒還在那兒，下一秒就無影無蹤。它們來來去去，但它們不是你。你遠遠不只是那幾片雲。它們不是天空，它們只是「天候」。

放鬆呼吸

放鬆呼吸是緩和我們神經系統的利器，而且用起來方便簡單。只要慢慢地深呼吸，我們就能發訊給大腦要它冷靜、放鬆，而大腦又會把訊號轉給我們的身體。壓力與焦慮的生理徵象，包括心率加速、呼吸急促，還有血壓上升，都會隨著我們的深呼吸而獲得改善。最能誘發這些冷靜效果的一種放鬆呼吸，叫做腹式呼吸。

1. 找個舒服的姿勢或坐或臥。
2. 一手放在肚臍上，另一手放在胸部。
3. 用鼻子深呼吸，然後讓肚子把你的手推出來。你的胸部則應該大致保持不動。
4. 從抿起的嘴唇之間呼出空氣，類似你要吹口哨那樣。感受你肚子上的手往內縮，然後用手將剩餘的空氣推出。
5. 緩緩放慢並拉長呼吸。
6. 有些人喜歡配合數數（呼跟吸各從一數到八）。

7. 重複這種呼吸過程三到十次。每一次都不要趕，慢慢做完。
8. 完成練習後看看自己是什麼感覺。

寫下你的憂愁

利用睡前那一小時，花點時間寫下你最煩惱的事情。把這張煩惱清單放在臥室外某個房間的抽屜裡，然後跟自己保證那些煩惱在你去睡覺的時候會好好的，你明天起床後想怎麼煩惱就怎麼煩惱。你可以跟它們說：「掰掰，煩惱們，明天見！」這等於是在告訴你自己：「現在的我無能為力，但明天開始我會一步一腳印去解決問題。」這一招有許多版本。有些人喜歡把清單揉成一團丟掉，也有人比較喜歡清單擺在那裡等他們有空去處理的感覺。不論細節如何不同，睡前寫清單這招都可以非常輕柔但有效地在煩惱蠢蠢欲動時提醒你睡覺皇帝大，有事明天再說。

二十五分鐘規則

要是你上了床之後過了二十五分鐘還是毫無睡意，或是半夜醒了過來，那麼第一次發生這種事情的時候，你什麼都不用做。在烏漆抹黑裡躺著（不要開燈查看任何東西——不要讓任何時鐘對著你）。繼續在你一手打造的洞穴中待著。你要是起來了，那就會養成一個睡不著就嗯，起來的習慣，因為你的內在時鐘會記錄下這一點，然後自作聰明地在隔天凌晨同一時間叫你起床。所以你不應該輕舉妄動、打草驚蛇，你要知道半夜睡醒是正常的，也要知道你終究會重新入睡。

只是如果你已經執行了五個好習慣達一到兩週之久，結果還是有在床上睡不著達二十五分鐘的現象，那就表示你該嘗試新辦法的時候到了。你可以下床從事某樣平靜而不過於刺激有趣的活動，直到你重新感覺到睏意為止。這麼做的目的是避免你內心產生床鋪等於睡不著的連山革結。你可以去客廳用小燈看書、素描、聽podcast或有聲書，還是從事點不需要打開螢幕且不是太過引人入勝的活動。等有睡意了就爬回床上。

追根究柢的三言兩語

壓力與一顆靜不下來的心，常常是擋在我們與一夜好眠之間的阻礙。上述小工具固然可以在幫助你入睡時發揮關鍵的效果，但終究他們不能取代第六章那五個主要的好習慣，因為只有那些習慣可以為你創造出睡眠泡泡。附錄的工具是蛋糕上的糖霜，但你萬不可為了糖霜而忘記本體是蛋糕！

不論你選擇使用哪一樣工具，都不要全神貫注地想著「我要睡著」這件事。你該想的是不要擋路，不要成為你身體機能的障礙物，你要相信只要把路讓出來，身體就會知道該怎麼做。你可以專注在怎麼讓自己感覺舒服跟安全，怎麼讓自己的心靈沉靜又開闊。

Next Generation 004

睏世代：為何你的孩子總是睡不飽？

2023年3月初版

定價：新臺幣450元

著者	Heather Turgeon, MFT
	Julie Wright, MFT
譯者	鄭煥昇
叢書主編	李佳姍
校對	賴韻如
	陳佩伶
內文排版	薛美惠
封面設計	謝佳穎

出版者	聯經出版事業股份有限公司
地址	新北市汐止區大同路一段369號1樓
叢書主編電話	(02)86925588轉5395
台北聯經書房	台北市新生南路三段94號
電話	(02)23620308
郵政劃撥	帳戶第0100559-3號
郵撥電話	(02)23620308
印刷者	文聯彩色製版印刷有限公司
總經銷	聯合發行股份有限公司
發行所	新北市新店區寶橋路235巷6弄6號2樓
電話	(02)29178022

副總編輯	陳逸華
總編輯	涂豐恩
總經理	陳芝宇
社長	羅國俊
發行人	林載爵

行政院新聞局出版事業登記證局版臺業字第0130號

本書如有缺頁，破損，倒裝請寄回台北聯經書房更換。　ISBN 978-957-08-6810-4（平裝）

聯經網址：www.linkingbooks.com.tw

電子信箱：linking@udngroup.com

Generation Sleepless: Unlocking the Power of Sleep for Tweens and Teens

國家圖書館出版品預行編目資料

睏世代：為何你的孩子總是睡不飽?/ Heather Turgeon, MFT、Julie Wright, MFT著．鄭煥昇譯．初版．新北市．聯經．2023年3月．384面．14.8×21公分（Next Generation 004）

譯自：Generation sleepless: why tweens and teens aren't sleeping enough and how we can help them.

ISBN　978-957-08-6810-4（平裝）

1.CST：睡眠障礙症　2.CST：青少年精神醫學

415.9517　　112001750